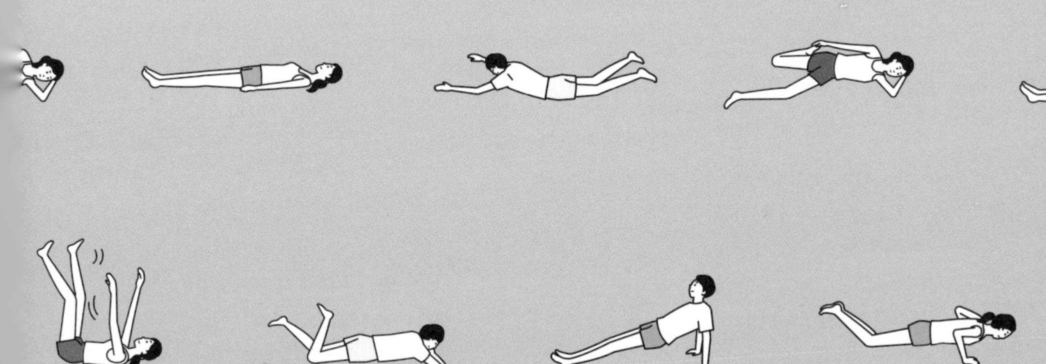

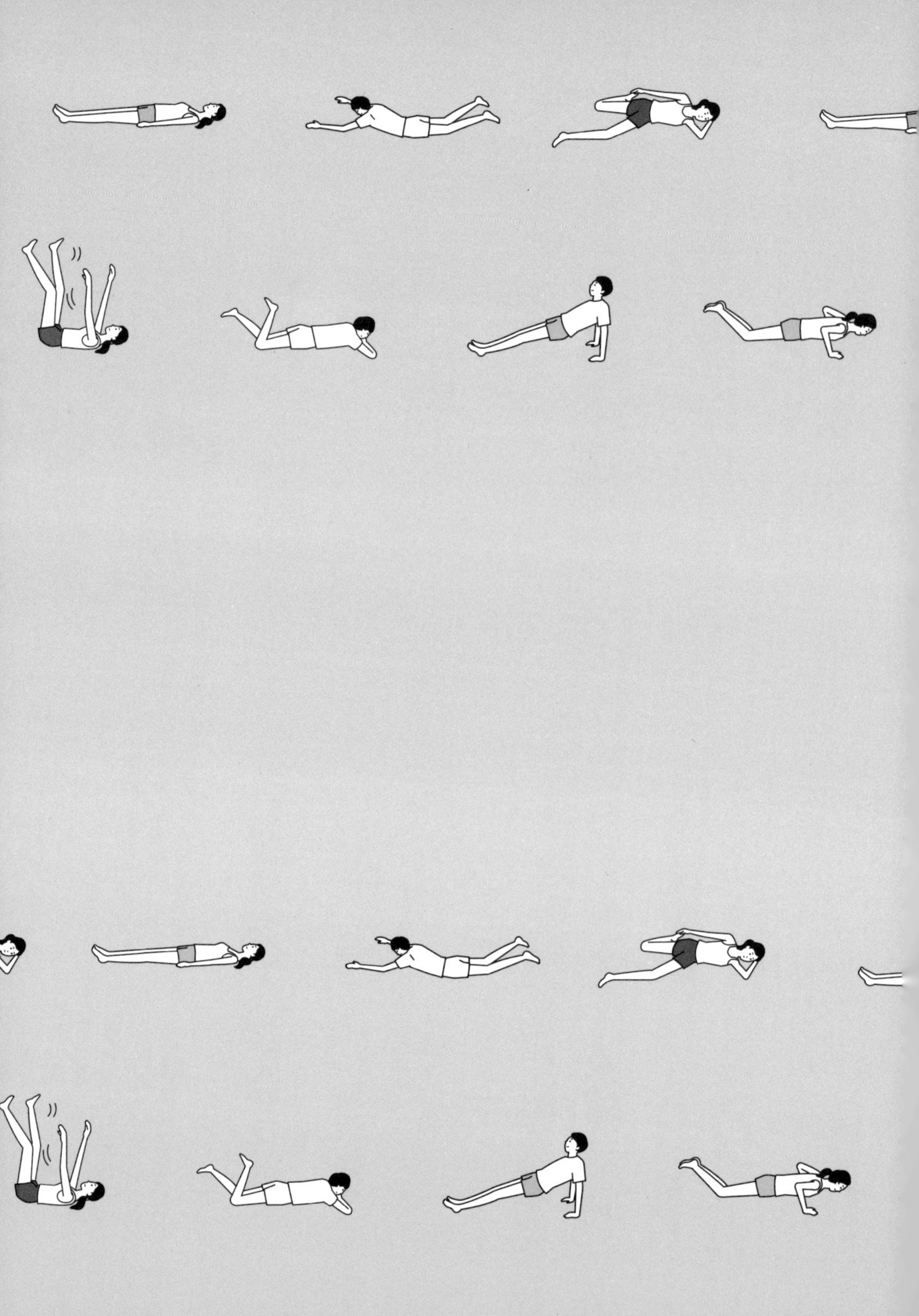

체력 5% 생존 트레이닝

체력 5%

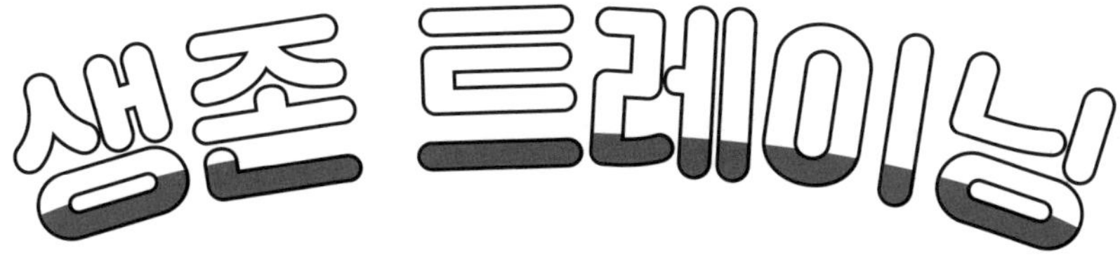
생존 트레이닝

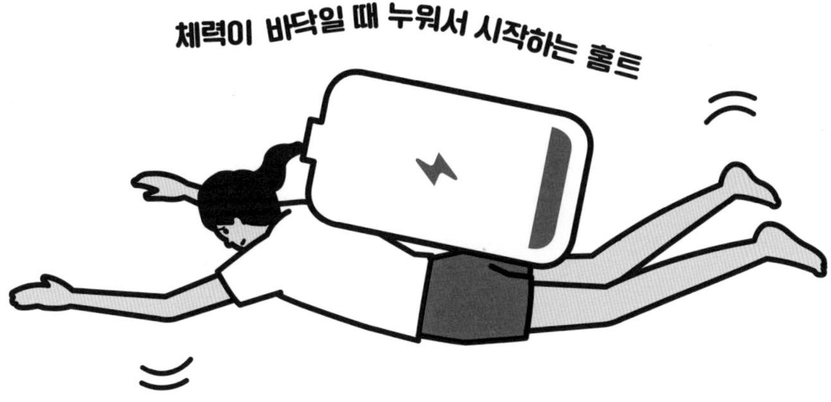
체력이 바닥일 때 누워서 시작하는 홈트

이시모토 데쓰로 지음 · 전지혜 옮김

좋은생각

시작하며

운동을 해야겠다고 생각하면서도 자꾸 포기하게 되는 당신에게

저는 전문 개인 트레이너로서 그동안 많은 분을 지도해왔습니다. 운동을 도우며 느낀 점은 운동선수나 연예인 등 대중 앞에 몸을 공개해야 하는 이들과 달리 일반인은 일이나 생활에 시간을 쫓기다 보면 운동을 꾸준히 할 동기를 잃는다는 점이었습니다. 다이어트나 체력 증진은 열심히 하지 않더라도 당장 눈에 띄거나 크게 곤란한 일이 없기 때문입니다. 따라서 대부분은 조금만 피곤하거나 귀찮다는 생각이 들면 금방 운동을 그만두기 일쑤였고, 며칠 해보다가 바로 결과가 나타나지 않으면 '역시 나랑 운동은 안 맞아' 하면서 포기하고

는 했습니다. 하지만 건강하고 멋진 몸매를 만들고 싶은 마음, 무엇보다 체력 방전 상태에서 벗어나 활기찬 일상을 보내고 싶은 마음은 모두가 마찬가지일 것입니다.

이 책은 의지가 약한 사람, 운동할 시간이나 체력이 없는 사람도 꾸준히 운동함으로써, 원하는 결과를 얻는 데 성공할 수 있기를 바라는 마음으로 집필했습니다. 지금까지 여성 전문 헬스 트레이너로서 1만 명 이상을 지도하며 습득한 지식을 총동원해, 아주 쉽고 한 번만 따라 해도 확실히 효과를 볼 수 있는 운동만 모았습니다!

조금이라도 실천하는 것과 아예 하지 않는 것에는 분명 큰 차이가 있습니다. 조금씩 하더라도 충분히 앞으로 나아갈 수 있습니다. 하루에 아주 잠깐, 몇 분이라도 좋습니다.

여러분이 이 책을 통해 건강하게 가다듬은 신체와 움직일수록 활력이 넘치는 일상을 손에 넣을 수 있기를 응원하겠습니다.

오늘도 수고한 자신을 칭찬해봅시다!

이시모토 데쓰로

남은 체력 단 5%

이 책을 활용하는 방법

당신의 현재 남은 체력은 몇 %?

5%

방전 직전…

- 일단 눕고 싶다.
- 밥 먹을 기력도 없다.
- 한 것도 없는데 시간이 벌써 이렇게 됐다니!

PART 1로 이동

- 이불 위에 누워 책을 읽는 것만으로 이미지 트레이닝이 가능하다!
- 누워서도 할 수 있는 트레이닝 후에 얼른 잠을 자자.

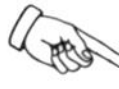

20%

체력이 간당간당…

- 머리는 많이 썼지만, 몸은 거의 움직이지 않았다.
- 일단 밥을 먹었으니, 남은 시간은 쉬면 좋겠다.
- 잘 채비를 한 후 편하게 누워 TV를 보고 싶다.

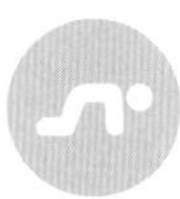

PART 2로 이동

- 방에서 TV를 보면서도 할 수 있는 간단한 트레이닝을 하자.

현재 당신의 체력(HP)은 얼마나 남아 있나요? 일을 마치고 돌아와 손가락 하나 까딱하기 힘든 녹초 상태는 아닌가요? 괜찮습니다. 그럴 때도 체력을 키울 수 있는 쉬운 운동 동작들이 있으니까요. 작은 움직임부터 시작해봅시다. 오늘도 수고 많으셨습니다!

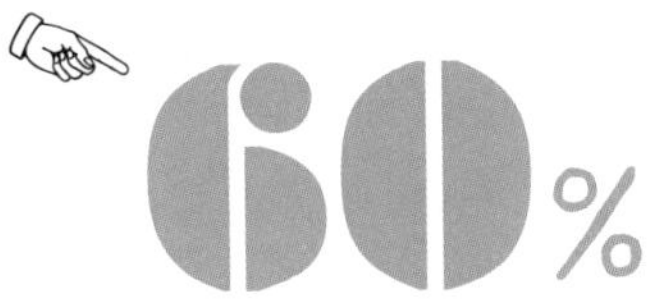

평소보다는 피곤하지 않다 ➡

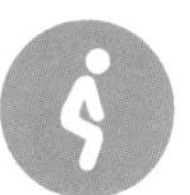

PART 3으로 이동

- 조금이라도 몸을 움직이고 싶다.
- 오늘은 몸을 재정비하고 싶다.
- 무리하지 않는 선에서 운동한 후에 느긋하게 목욕하고 싶다.

- 건강하게 챙겨 먹은 후 2~3개의 트레이닝 동작을 조합해 운동하자.

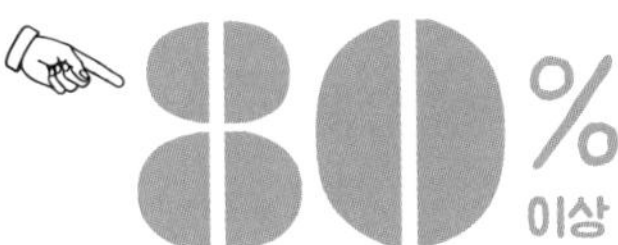

아직 에너지가 남아 있다! ➡

PART 4로 이동

- 오늘은 일이 일찍 끝났다!
- 휴일인데 뭐라도 해볼까?
- 최근에 폭음과 폭식을 했다. 몸이 가벼워졌으면 좋겠다!

- 가끔은 숨이 차게 운동하며 마무리하는 하루도 좋지 않을까?

의지 약한 사람을 위한

운동법 7

우선은 원하는 모습을 상상해보자.

가장 먼저 자신의 모습과 '되고 싶은 모습'을 상상해봅시다. 그런 사람이 된다면 분명히 성취감을 느낄 것입니다. 좋아하는 몸을 가진 사람의 사진을 휴대전화에 저장해 가지고 다니면서 머릿속에 강한 인상을 남기는 것도 좋은 방법입니다.

집에서 쉴 때는 항상 움직이기 편한 옷을 입자.

집에서 시간을 보낼 때는 움직이기 편하고 언제든지 트레이닝을 시작할 수 있는 옷을 입고 있으면 좋습니다. 의욕이 아주 조금만 있더라도 쉽게 움직일 수 있으니까요. 항상 운동할 준비를 하고 있는 것이죠!

피곤하다면 3분 만이라도 좋으니 일단 움직이고 자자.

아무리 피곤해도 3분 정도는 힘을 낼 수 있지 않을까요? 이 책은 3분도 아니고 1분 만에 할 수 있는 트레이닝도 많이 소개하고 있습니다. 단 몇 분의 시도가 미래의 목표 달성으로 이어집니다!

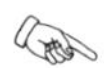 무엇보다 **세세한 부분은 신경 쓰지 말자.**

좋은 장비나 운동복에 신경 쓰는 것도 좋다!

운동을 시작하기가 어렵다면 우선 트레이닝 장비나 운동복부터 사봅시다. 마음에 드는 장비를 주변에 두기만 해도 자연스럽게 의욕이 생깁니다.

간단한 운동이라도 좋으니 우선은 한 달만 꾸준히 해보자.

아무리 간단한 운동이라도 하지 않는 것보다 확실히 효과가 있습니다. '겨우 이 정도 움직이는 걸로는 무의미하다'는 생각은 버리고 우선 한 달만 꾸준히 해보기로 스스로 결의를 다져봅시다.

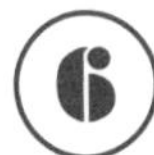

다른 사람과 비교 금지! 운동할 때마다 자신을 칭찬해주자.

다른 사람과 비교하며 '역시 나는 안 돼'라는 생각은 그만둡시다. 무엇이든 실천해낸 자신은 실천하기 전의 자신보다 앞서 나가고 있습니다. 그러니 칭찬을 아끼지 마세요. 내 몸은 나 자신만의 것이니까요.

운동을 못한 날이 있더라도 괜찮다. 하루 안 했다고 포기하면 안 된다!

운동하지 못한 날이 있다하더라도 홈트레이닝을 그만두면 안 됩니다. 그런 날도 있을 수 있습니다. 하루 만에 수포로 돌아가지 않으니 오늘은 몸을 쉬게 해주었다고 생각하고 내일부터 다시 움직여봅시다.

일단 몸을 움직이는 것 자체가 가장 중요하다!

목차

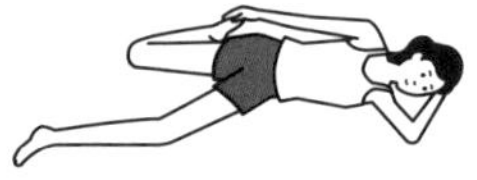

PART 2

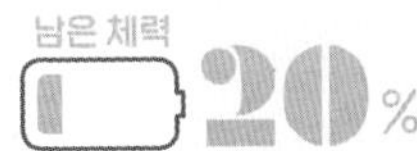

원룸에서도 OK! 매트 한 장 트레이닝

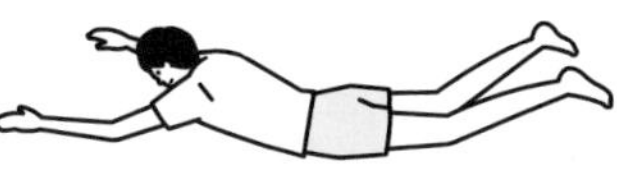

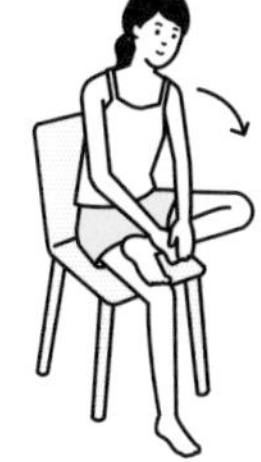

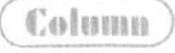

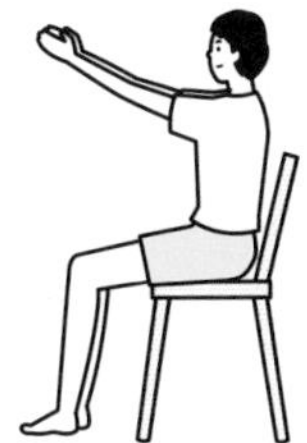

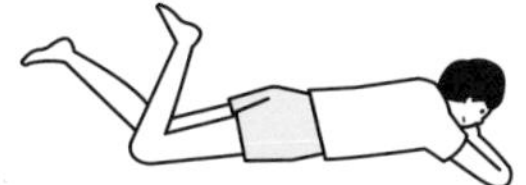

효과별 운동 추천

근력 운동

유산소 운동

스트레칭

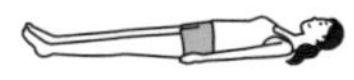
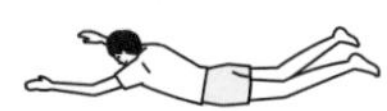
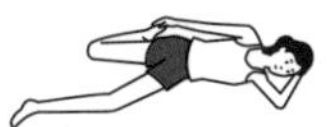

PART 1

남은 체력

5%

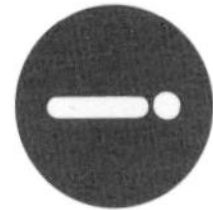

읽기만 하면 되는 트레이닝 & 누워서 하는 트레이닝

'오늘은 너무 힘들어서 더는 못 움직이겠어', '아무것도 안 하고 그냥 자고 싶어!' 이런 상황이라면 누워서 할 수 있는 트레이닝만 하고 잡시다. 그것도 힘들다면? 우선 '읽기만 하면 되는 트레이닝'으로 올바른 지식을 쌓고, 이미지 트레이닝하며 운동 효율을 높여봅시다.

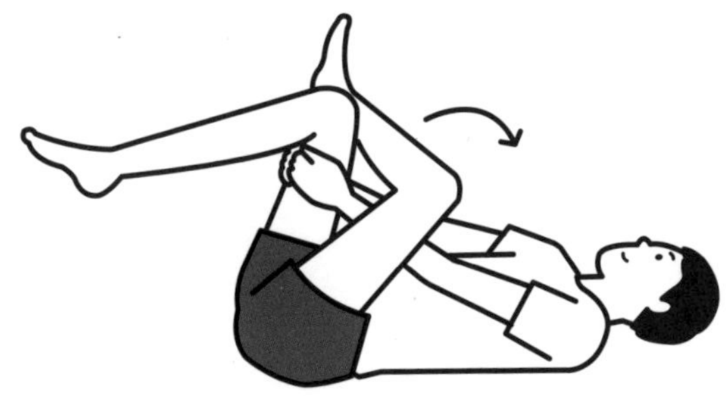

체력 5% 트레이닝 방법

첫 번째

머릿속에 운동 비법과 음식 관련 지식을 넣어놓고 마인드 컨트롤하면 운동도 쉬워진다!

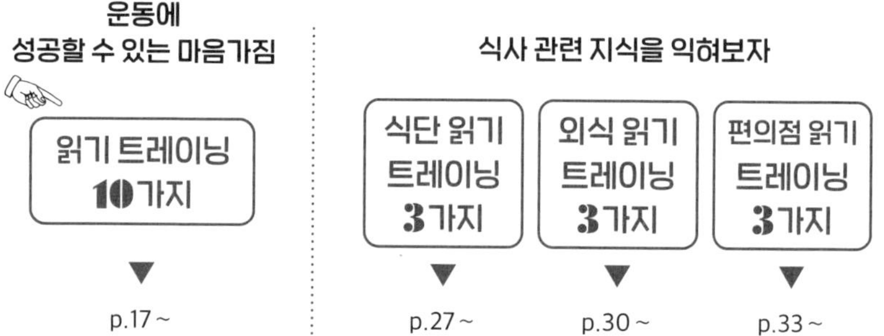

읽기 트레이닝 1

0과 100이 전혀 다르듯이 0과 1도 완전히 다르다. 그러니 한 번만이라도 일단 움직이자.

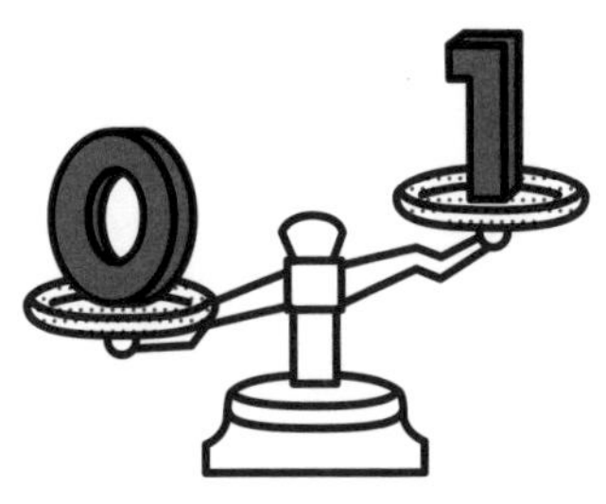

처음부터 비싼 기능성 운동복을 마련하고, 헬스장에 등록하고, 식단을 짜고, 운동도 한 동작당 100번씩 해야 한다고 하면 부담을 느낄 수밖에 없습니다. 하지만 시도하지 않으면 아무것도 이룰 수 없습니다. 한 번이라도 좋으니 오늘부터 시작해보겠다는 동기 부여가 중요합니다! '내일부터 제대로 하자'라고 미루기보다는 하나라도 좋으니 오늘 일단 해보고 하루를 마무리합시다.

5%

읽기 트레이닝 2

아무것도 하지 않으면 인간의 몸은 '아무것도 하지 않는 상태'에 적합해지고 만다. 둔한 몸이 되고 싶지 않다면!

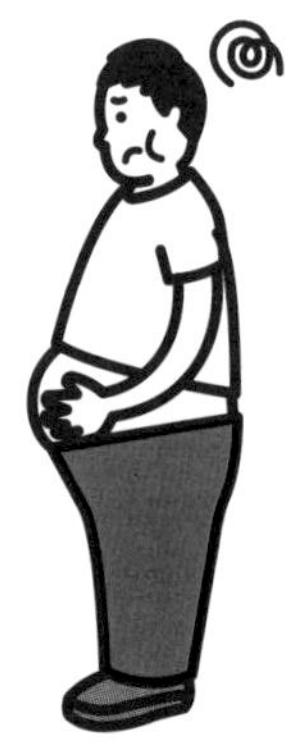

인간의 몸은 자연스럽게 환경과 생활 습관에 맞춰 변화하게 되어 있습니다. 이를 '경기 특이성(競技特異性)'이라고 부릅니다. 예를 들어 매일 훈련하는 축구 선수는 여러 근육 중에서도 특히 다리의 근력이 발달하고, 수영 선수는 다른 부위보다 특히 어깨 근육이 강해지는 이유도 이 경기 특이성 때문입니다. 반대로 아무것도 하지 않는 몸은 당연히 근육 없이 둔해질 수밖에 없습니다! 즉, 무엇이든 한다면 몸은 반드시 변화하게 됩니다.

읽기 트레이닝 3

억지로 하더라도 분명히 효과는 있다. 운동이 끝나면 반드시 '하기 잘했다'라고 생각하게 될 테니 힘내자.

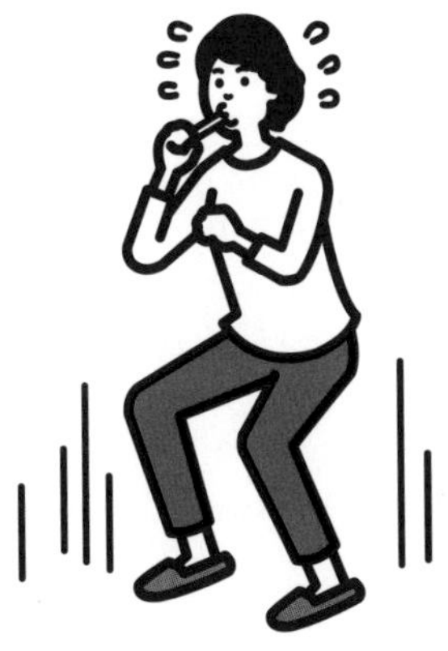

아무리 트레이닝이 지루하고 귀찮더라도, 운동 방법만 잘못되지 않았다면 반드시 효과를 얻을 수 있습니다. 무엇보다 일단 움직이고 나면 분명히 '하기를 잘했다'라는 성취감을 느낄 것입니다. 그러다 보면 점점 운동에도 익숙해집니다. 첫 일주일간은 운동을 양치질하기처럼 매일 당연히 해야 하는 습관이라고 생각하고 힘내봅시다.

읽기 트레이닝 4

단기간에 살을 뺐다는 사람은 애초에 몸이 쉽게 잘 변화하는 체질이다. 반대의 체질도 당연히 있다. 그러니 자신과 타인의 성과를 비교하며 포기하지 말자.

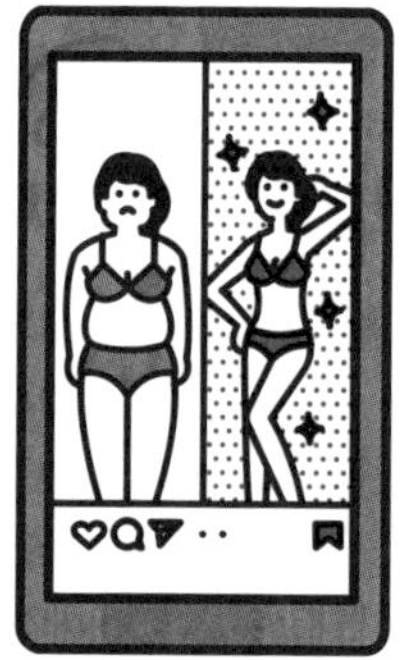

'식이요법도, 운동도 안했는데 살이 10kg나 빠졌습니다!'라는 방송이나 인터넷 기사를 많이 보셨을 겁니다. 그러나 이는 촬영 방법 덕분일 수도, 사실 후 보정일 수도 있습니다. 진짜라고 해도, 유전자 단계에서부터 운동 효과가 잘 나타나는 체질의 사람일 가능성이 큽니다. 똑같이 했는데도 결과가 다르다며, '나는 안 되는 사람이야!'라고 단정 짓고 남과 비교하지 마십시오. 움직이는 사람이라면 기초 체력은 달라도 누구나 목표에 가까워질 수 있습니다.

읽기 트레이닝 5

운동 후의 휴식이 효율을 높여준다! 그러니 쉬엄쉬엄해도 괜찮다. 내일 쉬어도 된다고 생각하면 오늘은 열심히 할 수 있지 않을까?

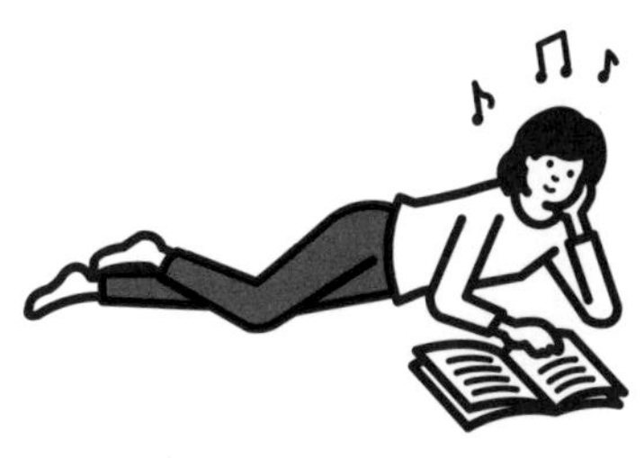

매일 무리해서 운동한다고 몸에 좋은 것은 아닙니다. 하루 운동하고, 다음 날은 쉬었다고 죄책감에 휩싸일 필요도 없습니다! 트레이닝을 한 후에는 확실히 회복해야만, 즉 몸을 쉬게 해주어야만 더 나은 효과를 볼 수 있습니다.

운동으로 인해 손상된 근육이나 신경을 쉬게 해주면 오히려 효과가 커집니다. 휴식 후 다시 근력 운동을 하는 과정을 꾸준히 반복하면 됩니다. 쉬는 날에는 스트레칭처럼 '마음이 편안해지는 움직임'을 한다면 더욱더 좋습니다.

읽기 트레이닝 6

'살 빼는 방법이야 알지만 실천하지 못할 뿐이지'라고 말하는 사람은 결국 운동법을 잘 모르는 사람이다. 혹시 변명만 늘어놓고 있지는 않은가?

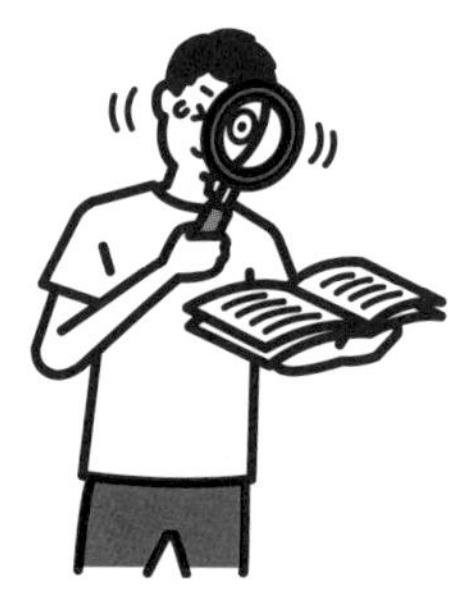

'아직 시작하지 않았을 뿐!', '한번 시작하면 잘할 수 있어', '내일부터 할 거야'라는 말은 변명에 지나지 않습니다. 멋진 몸을 만들고 싶다거나 체력을 키우고 싶은 마음이 절실하지 않다는 증거일 뿐이죠. 혹시 당신이 알고 있는 다이어트 방법이 자신에게 맞지 않아서 시작조차 못한 것은 아닐까요? 우선은 '이거 정도면 할 수 있겠다'라는 생각이 드는 동작부터 찾아봅시다. 인간은 어떤 것이 힘들다고 느껴지면, 어떻게든 하지 않아도 되는 이유를 찾아내려는 습성이 있습니다. 우선은 어설프더라도, 간단한 몸동작이라도 좋으니 자기 속도에 맞게 한 달간 계속해 보십시오. 노력은 배신하지 않습니다.

읽기 트레이닝 7

잘못된 지식으로는 아무리 노력해도 의미가 없다. 운동을 쉽게 포기해본 경험이 있는 사람일수록 제대로 된 지식이 있어야 실천하기도 쉽다.

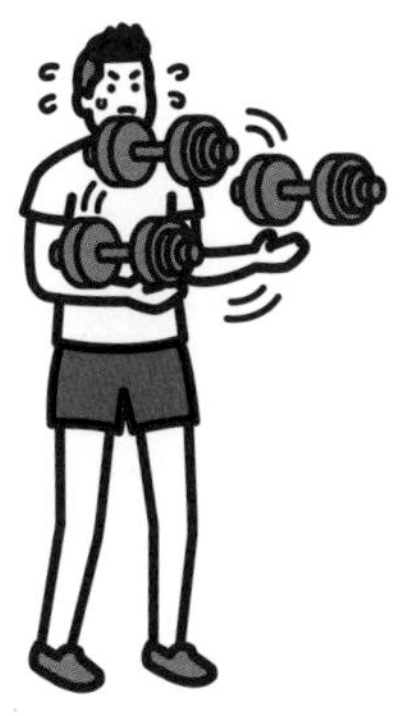

체력을 키우려면 어느 부분에서라도 반드시 노력해야만 합니다. 몸에 좋은 음식을 챙겨 먹거나 조금이라도 더 움직여야 하죠. 이 점을 꼭 기억하고, 효율적인 방식으로 꾸준함을 유지해야만 쉽게 운동할 수 있습니다. 체력을 키울 때는 '행동력', '근성', '노력', '지식' 등 많은 요소가 필요합니다. 그중에서도 이 '지식' 부분을 열심히 익혀두면 잘못된 노력에 쏟는 에너지를 줄이고 올바른 방향으로 힘을 쏟을 수 있습니다.

읽기 트레이닝 8

나이가 들수록 살을 빼기가 조금씩 힘들어진다. 오늘이 살을 빼기 가장 쉬운 날인 셈! 서둘러서 시작해보자.

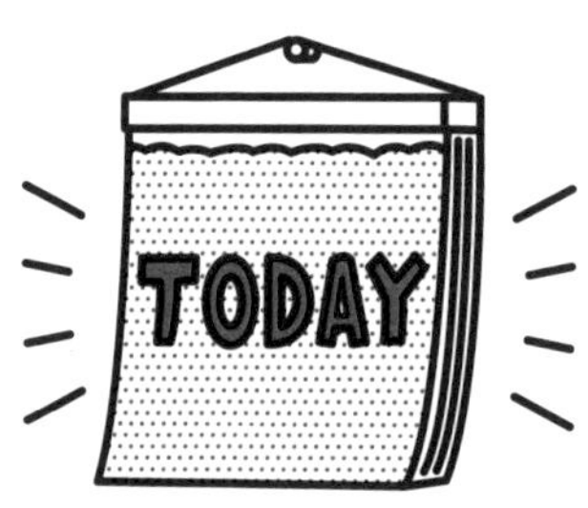

나이가 들수록 기초 대사량이 떨어지게 됩니다. 시간의 축은 앞으로만 흘러가지, 결코 되돌아가는 일은 없기 때문에 오늘보다 내일, 내일보다 모레가 살을 빼기 더 힘들어집니다. 운동을 내일로 미룬다고 해서 좋은 일이 없다는 뜻입니다. 시작하려면 바로 지금이 적기입니다!

읽기 트레이닝 9

'몸이 변화하지 않는다'면 노력 부족일 확률이 더 크다. 특히 남성은 여성보다 기초 대사량이 높다! 실천하면 분명히 이뤄낼 수 있다!

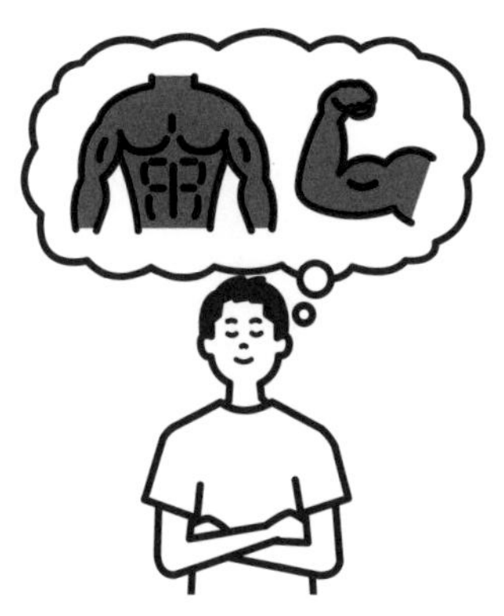

특히 남성은 몸 자체가 여성보다 근육이 쉽게 붙고 대사량도 높습니다. 또 호르몬이 불안정한 시기가 적다는 점 등, 운동으로 체력을 키우기에 더 유리한 구조입니다. 이렇게 좋은 조건을 갖추고 있는데 굳이 아무것도 하지 않을 건가요? 운동해도 몸에 변화가 없다면 운동 지식이 부족하거나 정량 이상으로 너무 많이 먹기 때문입니다! 이러한 사실을 솔직하게 받아들여 오늘부터 조금씩이라도 노력해봅시다.

5%

읽기 트레이닝 10

급격한 다이어트는 몸을 망칠 뿐! '노화'를 촉진하지 않도록 천천히 몸을 바꿔나간다는 생각으로 느긋하게 해나가자.

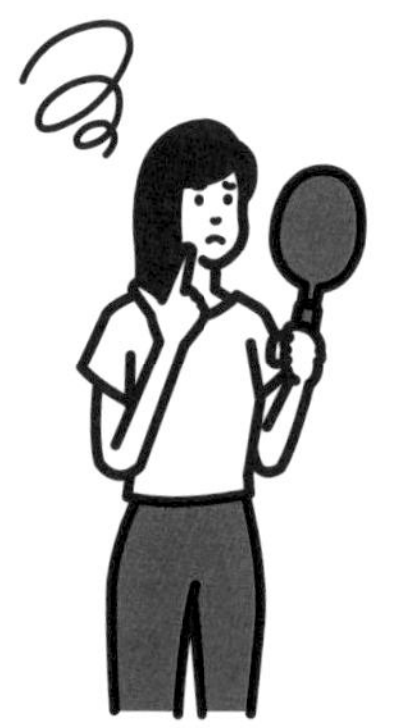

10대 때는 무작정 굶거나 유산소 운동을 하는 것만으로도 손쉽게 살이 빠지지 않았나요? 하지만 나이가 들수록 굶으면 오히려 근육만 빠지고 살은 빠지지 않아 건강을 망칠 확률이 큽니다. '노화'를 촉진하는 원인이 되기도 하죠. 근력 운동으로 대사를 유지하면서 유산소 운동과 식사 관리를 조합하여 천천히 계속해 나가야 아름답고 건강한 몸을 만들 수 있습니다.

식단 읽기 트레이닝 1

매 끼니마다 고기, 생선, 달걀 중 하나는 반드시 섭취해야 한다. 단백질 섭취가 중요하다!

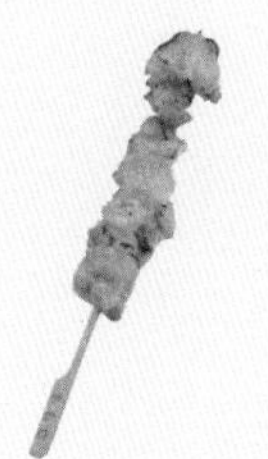
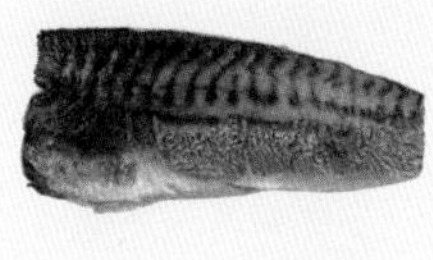
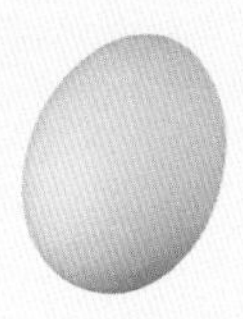

하루 총 단백질 섭취량의 경우, 여성은 60g 이상, 남성은 80g 이상을 목표로 삼도록 합니다. 그러려면 끼니마다 고기, 어패류, 달걀 중 하나는 식단에 들어가도록 신경을 써야 하죠. 가능하면 고기는 지방이 적은 종류(닭고기라면 가슴살, 쇠고기라면 등심이나 다리 살)를 선택하는 게 좋습니다. 닭고기는 껍질을 벗겨내고 지방이 많은 돼지고기는 지방을 잘라내는 등의 노력을 더하는 것도 중요합니다.

식단 읽기 트레이닝 2

건강보조제와 채소 주스를 활용하면 식단 짜기가 훨씬 수월해진다. 영양가 계산이 생각보다 힘들기 때문이다.

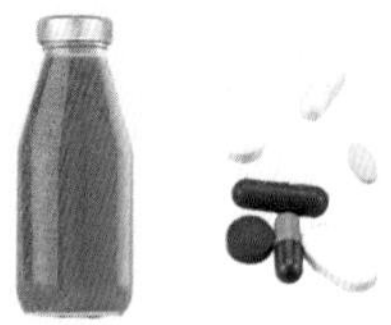

균형 잡힌 식사를 하면 당연히 좋겠지만, 채소에 포함된 비타민이나 미네랄을 일일이 계산해서 먹기란 전문가에게도 힘든 일입니다. 보존 상태나 제철인지 여부, 유기 재배 여부에 따라 영양소 함유량이 달라지는 것도 고려하려면 정확한 계산은 거의 불가능하다고 봐야죠. 물론 채소에는 식이섬유 등도 풍부하게 함유되어 있어 통째로 섭취하는 편이 가장 좋습니다. 하지만 매일매일 빼먹지 않고 일정량 이상의 비타민과 미네랄을 섭취하길 원한다면 건강보조제나 달지 않은 채소 주스를 섭취하는 것도 하나의 방법입니다.

식단 읽기 트레이닝 3

달걀은 거의 완전 영양식!
계산하기 귀찮다고
안 먹는 것보다는
많이 먹는 게 좋다!

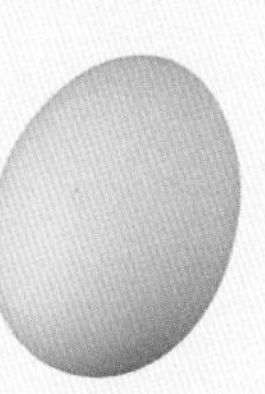

달걀은 하루에 1개만 먹어야 한다는 이야기도 있지만, 단백질뿐만 아니라 비타민이나 칼슘, 엽산, 철 등도 풍부하다는 점에서 매 끼니에 하나씩, 하루에 3개를 먹어도 좋다고 할 만큼 완전 영양식에 가깝습니다. 또한 식이섬유와 비타민 C 이외에도 아주 많은 영양소를 포함하고 있습니다. 단백질을 공급하는 식재료 중에서도 매일 섭취하면 좋은 음식이므로 잘 기억해둡시다.

5%

외식 읽기 트레이닝 1

언제 어디서든 식품의 열량을 검색하는 습관을 들인다. 편리한 문명의 기계인 스마트폰을 활용하라.

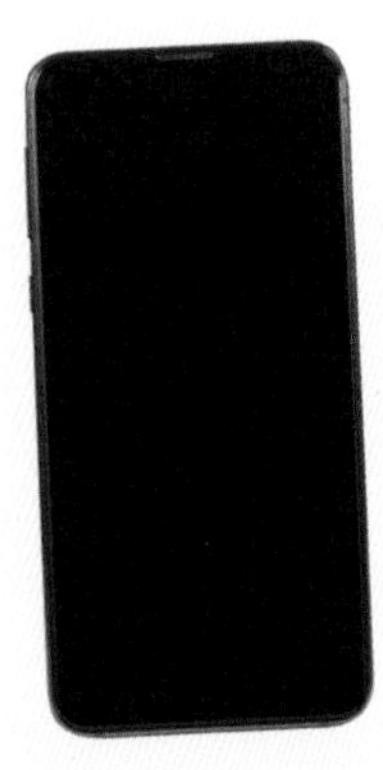

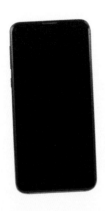

흔히 '사 먹는 음식'은 건강에도 안 좋고, 살도 많이 찐다고 알려져 있습니다. 그러나 자주 먹게 되는 식재료들을 어느 정도 파악해두면 외식할 때도 적당히 열량을 조절할 수 있습니다. 물론 갑자기 머릿속에서 열량을 계산하기는 무리죠. 요즘은 스마트폰으로 검색하면 대부분의 식재료나 메뉴의 열량을 순식간에 알 수 있는 편리한 시대입니다. 검색하는 습관만 들이면 그다음부터는 생활이 편리해집니다. 열량과 단백질량에 연연하라는 것이 아니라, 두 가지 중요한 정보를 평소에도 미리 파악하고 균형 있게 먹는 것이 핵심입니다.

외식 읽기 트레이닝 2

외식에 정해진 답은 없다! 건강식품처럼 느껴지는 구운 생선 정식도 남김없이 먹으면 열량이 꽤 높다.

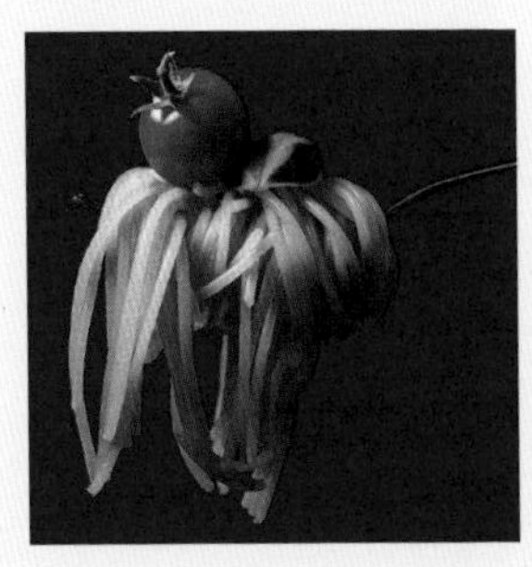

외식할 때는 애초에 다이어트를 위한 완벽한 메뉴 선택지가 상당히 적다는 점을 꼭 기억합시다. 예를 들어 건강식처럼 느껴지는 구운 생선 정식조차 함께 나온 반찬이나 가득 담긴 밥을 남김없이 먹게 되면 열량이 상당히 높아집니다. 이 점을 확실히 염두에 두고, 적어도 단백질이 높은 메뉴를 선택하려는 등의 노력을 기울이면서 하루의 전체 영양 균형과 열량을 고려하십시오.

외식 읽기 트레이닝 3

오늘 외식으로 먹고 싶은 음식 중 두세 가지 후보를 꼽은 후, 정답에 가까운 쪽으로 결정하자.

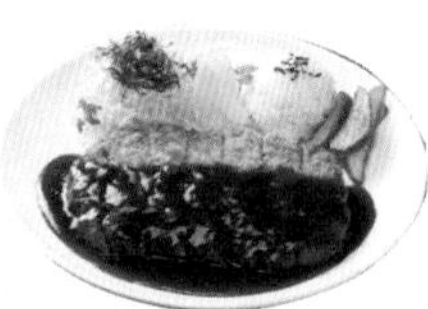
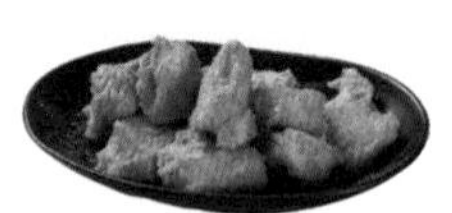
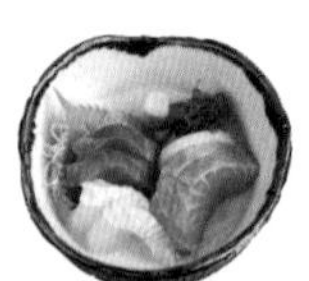

우선 스트레스가 쌓이지 않도록 하기 위해서라도 외식은 최소한 '자신이 먹고 싶은 음식'을 선택해야 합니다. 이때 후보를 단 한 가지가 아니라 세 가지 정도로 다양하게 꼽아봅시다.

예를 들면 오늘은 점심 메뉴로 배부르고 든든한 음식이 먹고 싶다고 가정해봅시다. 후보로 돈가스, 닭튀김 덮밥, 회 점심 특선 메뉴를 꼽았습니다. 그다음 '이 중에서 어느 음식이 정답에 가까울까?'라고 생각하며 선택해보면 어떨까요? 이럴 때도 스마트폰으로 영양가를 검색해보면 쉽게 판단할 수 있습니다.

제가 생각하는 정답은 회 점심 특선 메뉴입니다! 기본적으로 열량이 많은지 적은지, 단백질이 많은지 적은지를 기준으로 판단하면 됩니다.

편의점 읽기 트레이닝 1

편의점은 사실 강력한 아군!
'인스턴트는 몸에 안 좋다'는
고정관념을 버리고
메뉴 조합을 연구하다 보면
순식간에 건강식으로 변신!

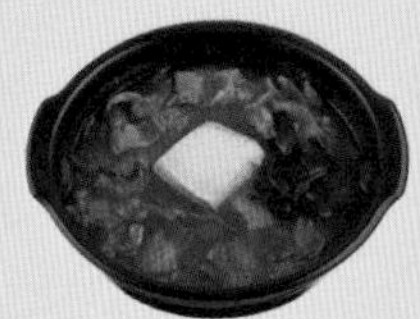
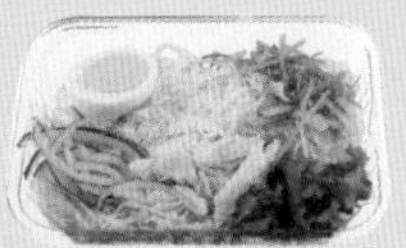
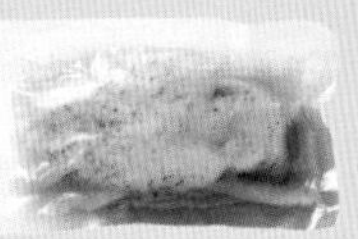

편의점 음식은 보존료나 첨가물이 염려돼서 꺼려진다는 사람이 많습니다. 물론 끼니마다 직접 요리를 해서 영양 균형을 맞출 수 있다면 좋겠지만, 바쁜 사회인은 그렇게 할 수 없는 경우가 더 많습니다. 최근 편의점 음식은 보존료나 첨가물도 상당히 제한하고 있으며, 거의 모든 식품에 열량과 단백질, 탄수화물 등 영양 정보가 자세히 표기되어 있습니다. 또한 건강을 위한 저염식 메뉴도 많이 개발되고 있습니다. 그러니 편의점 음식을 굳이 이용하지 않을 이유는 없죠!

5%

편의점 읽기 트레이닝 2

음식을 사기 전 뒷면의 영양 성분 표시란을 살펴보자. 각종 정보가 자세하게 기재된 편의점 음식의 편리함을 적극 활용하자.

영양 성분 표시	
1개(200mL)당	
열량(칼로리)	99 kcal
단백질	9.2 g
지질	5.1 g
탄수화물	0 g
나트륨	50 mg
칼륨	388 mg
칼슘	22 mg
마그네슘	45 mg
철	1.4 mg

'그럼 식품 성분표에서 어디를 보면 되지?'라고 궁금해하는 분도 많을 것입니다. 우선 가장 먼저 확인해야 할 부분은 '열량(칼로리)', 그다음은 단백질입니다. 단백질은 한 끼당 여성은 20g, 남성은 25g 이상 섭취하도록 합시다. 당질량도 확인하십시오. 당질은 '아예 섭취하지 않아야 하는 것'은 아닙니다. 운동하는 날에는 적절하게, 운동하지 않는 날이나 크게 움직일 일이 없는 날에는 적게 먹는다고 의식하면 됩니다. '당질'이라는 표기가 없는 경우에는 '탄수화물' 부분을 살펴보면 당질량의 총합에 가까운 수치를 알 수 있습니다(탄수화물은 당질과 식이섬유를 합친 수치인데, 식이섬유는 극소량이므로 탄수화물이 곧 당질이라고 생각하면 됩니다).

편의점 읽기 트레이닝 3

편의점에서 조합 가능한 추천 메뉴를 파악하고 있자.

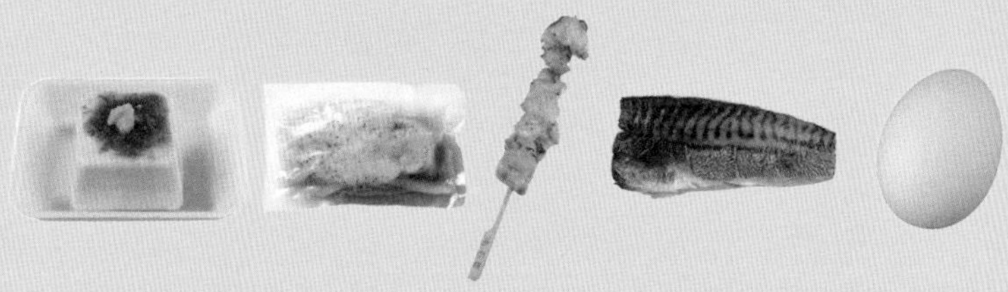

편의점에도 건강을 챙기고자 하는 사람에게 추천할 만한 메뉴가 의외로 많습니다. 예를 들어 닭 가슴살, 샐러드, 수프, 삶은 달걀, 닭 꼬치, 어묵탕 등이 있죠. 오늘은 '꼭 튀김이 먹고 싶다!' 할 때는 닭 가슴살처럼 그중 단백질이 가장 풍부한 식재료를 선택합시다.

강력 추천 편의점 음식 조합 기술

건강한 한 끼를 위해선 구체적으로 편의점 음식을 어떻게 조합하여 사면 좋을까요?

아침 또는 점심

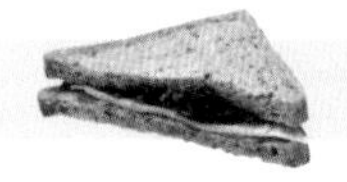
+
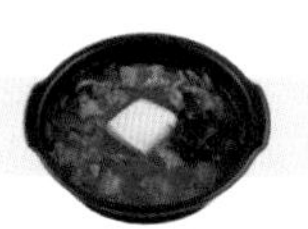
+
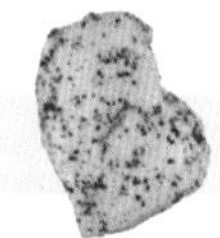

샌드위치

반드시 뒷면의 식품 성분표를 확인한다. 추천 식품은 200kcal 전후이며, 지방보다 단백질이 높은 제품이다.

수프

순두부찌개나 포토푀(소고기 등이 들어간 프랑스식 수프 - 역주), 채소 수프 등 채소 위주의 식재료가 듬뿍 들어간 것으로 배부르게 먹고 싶다면 곤약면이 들어간 음식도 좋다.

닭 가슴살

생각 이상으로 다양한 맛이 판매되고 있다. 단백질을 듬뿍 섭취할 수 있으며 저열량, 저당질의 좋은 식품!

배부르게 먹고 싶을 때

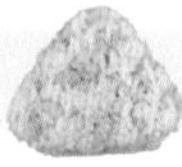
+
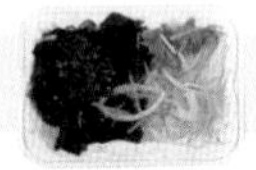
+
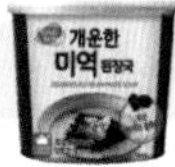

+
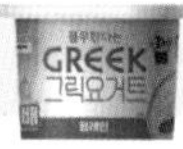

현미 주먹밥

현미나 잡곡, 찰보리 등으로 만든 주먹밥을 선택해 보자. 식이섬유를 섭취할 수 있어 장내 환경 개선에 효과적이다.

샐러드

해조류나 잎채소가 주재료인 샐러드를 선택해보자. 드레싱도 오일이 들어가지 않은 것이나 당이 높지 않은 것으로 고른다.

된장국

뜨거운 물을 부어 먹는 종류의 된장국. 전자레인지에 돌려 간단하게 먹을 수 있으며, 이왕이면 식재료가 듬뿍 들어간 것으로 고른다. 열량에 비해 배불리 먹을 수 있다.

요거트

단백질이 많은 그릭 요거트로 조합하기를 추천. 좋아하는 맛으로 선택해도 된다.

야식 또는 간식

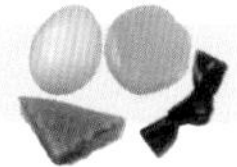
+
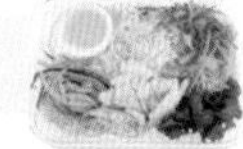
+
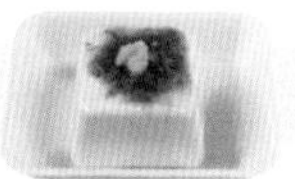

어묵탕

곤약, 실곤약, 무, 달걀, 생선완자, 다시마 등이 함께 들어간 것도 좋다.

샐러드

든든하게 먹고 싶다면 닭 가슴살이 토핑으로 들어간 것을 선택하자. 샐러드 대신 스틱 채소나 풋콩, 채소 주스 등도 좋다.

차가운 두부

식물 단백질이 풍부한 두부는 우수한 식재료! 간장 소스를 조금만 뿌린다면 칼륨 효과로 붓기도 빠진다.

집에서 술 마실 때

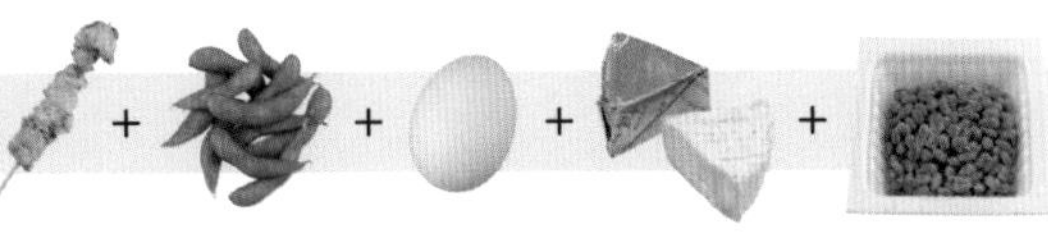

닭 꼬치

닭 꼬치는 단백질을 보충할 수 있고 포만감도 들기 때문에 가끔 먹는 야식으로 추천한다. 일반 양념과 소금 양념의 열량 차이가 크게 나지 않으므로 취향에 맞는 맛으로 먹자.

풋콩

단백질도 어느 정도 섭취할 수 있는 우수한 식재료. 술집에서도 간단하게 먹기 좋아 안주로 인기 많은 메뉴 1위.

삶은 달걀

달걀은 거의 완전 영양식! 포만감도 크므로 어떤 음식과 조합해도 좋다.

치즈

저당질이지만, 열량이 높으니 과식하지 않도록 주의하자. 간식 판매대에서는 견과류, 마른오징어를 함께 선택해도 좋다.

낫토

낫토는 유산균이나 단백질 등 몸에 좋은 성분이 많다. 매일 먹어도 좋을 우수한 식재료다.

음료수도 기왕이면 건강하게!

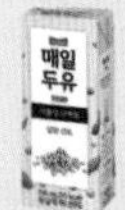

순수 두유

한 팩으로 단백질을 약 10g이나 섭취할 수 있을 뿐만 아니라 이소플라본(에스트로겐과 비슷한 기능을 담당하는 콩단백질 - 역주)도 섭취할 수 있다.

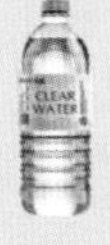

물

다이어트 중에는 많이 섭취하면 좋다. 하루 1.5~2L를 목표로 삼자.

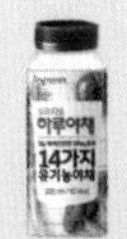

채소 주스

간편하게 과채류를 챙겨 먹기 좋은 방법. 채소를 생으로 챙겨 먹을 수 없는 상황이라면 채소 주스라도!

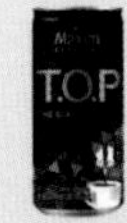

커피

너무 많이 마시면 좋지 않다. 하지만 아침이나 운동 전에 설탕이 들지 않은 커피를 마시면 신진대사가 높아진다.

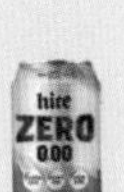

0칼로리 맥주

맥주에는 당질이나 열량이 존재한다. 꼭 술을 마시고 싶다면 0칼로리 맥주로 선택해보자.

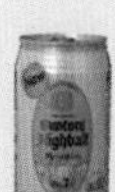

하이볼

하이볼은 위스키에 소다수를 넣고 얼음을 띄운 알코올음료이다. 물론 술을 마시는 건 좋지 않지만 위스키는 무당질이므로 다이어트 관점에서는 술 중에서 가장 추천한다.

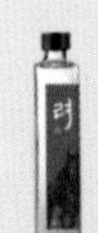

증류식 소주

증류식 소주도 무당질이므로 적당량을 즐긴다면 괜찮다. 섞어 마실 때는 맥주보다는 차나 탄산수를 추천한다. 단, 일반적인 회식식 소주와는 다르다.

※ 본 페이지에 제시된 모든 제품은 예시 이미지입니다.

두 번째

아무리 피곤해도 할 수 있는 이불 위 트레이닝. 딱 이 정도만 움직이고 잠자리에 들어도 뿌듯하다!

'아무것도 안 하고 일단 눕고 싶다!'는 생각이 들 정도로 피곤할 때도 할 수 있는 트레이닝을 소개합니다. 아주 간단하고 쉽지만, 그냥 잠자리에 드는 것보다 분명히 효과가 있습니다. 0과 1의 차이는 단지 1밖에 나지 않는 것처럼 보이지만, 시간이 지나 노력이 점점 쌓이면 차이는 10도, 100도 될 수 있습니다.

POINT

- 어떤 동작이든 딱 한 가지만 하고 자자.
- 가능하다면 여러 번 해보자.
- 자기 전이든 일어나자마자든 언제라도 좋다.
- 도중에 잠들어도 좋으니 우선 해보자!

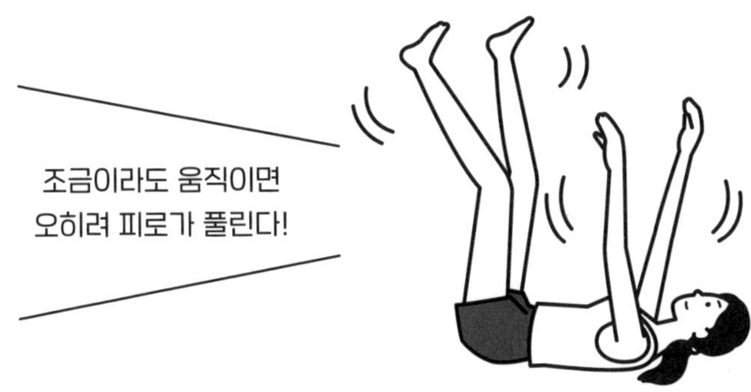

페이지 상단 아이콘 설명

근력 운동

근육에 부담을 주면 기초 대사를 높이는 작용이나 지방을 분해하는 작용을 하는 호르몬이 분비된다. 근육량이 늘어나면 쉽게 지치지 않고, '살이 쉽게 찌지 않는 체질'로 바뀐다.

유산소 운동

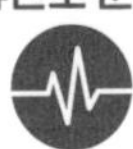

대표적인 유산소 운동으로는 조깅이나 수영, 자전거 타기, 걷기, 발판 오르내리기 등이 있다. 이 책에서는 실내에서도 할 수 있는 유산소 운동을 소개한다.

스트레칭

의도적으로 근육이나 관절을 늘려서 근육의 유연성을 높이고 혈류를 촉진한다. 근력 운동이나 유산소 운동으로 인해 정체된 피로 물질이나 일상생활에서 쌓인 노폐물을 혈액 순환을 통해 회복할 수 있다.

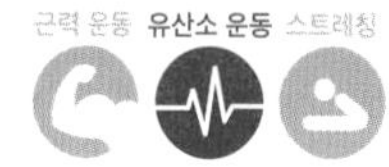

5%

누워서 온몸을 버둥대기만 해도 의외로 효과적!

Shake hands and feet

손발 버둥버둥 운동

준비물

없음

소요 시간

체력이 방전될 때까지

운동 효과

- 소비 열량 증가
- 붓기 감소
- 손발 피로 완화

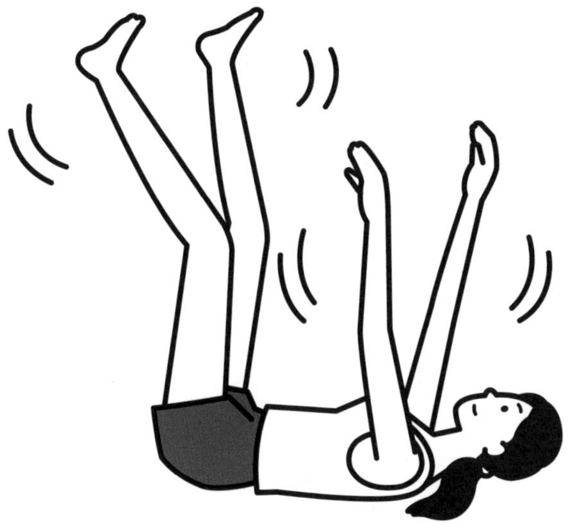

1 마치 아이가 버둥대며 떼를 쓰듯 손과 발을 위로 뻗어 휘젓는다. 의외로 많은 열량이 소비된다. 손을 위로 뻗을 일이 지하철 손잡이를 잡을 때밖에 없는 사람이라면 이 운동부터 시작하자.

정해진 규칙은 없습니다. 평소에 잘 하지 않는 움직임을 하는 것만으로도 새로운 부위에 근육이 생깁니다!

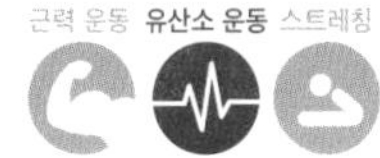

5%

고로울 때까지 일부러 숨을 참는 참신한 운동법

Hold your breath

숨 참기 챌린지

준비물

없음

소요 시간

체력이 방전될 때까지 × 2세트

→ 세트 사이 휴식 시간 : 30초~1분

운동 효과

- 심폐 기능 강화
- 혈류 개선
- 지구력 향상

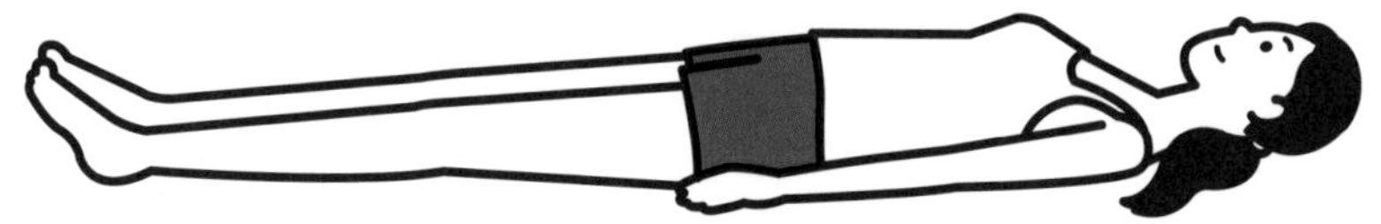

1 숨을 크게 들이마시고 참다가, 한계가 느껴질 때 '후!' 하고 한 번에 내뱉는다. 30초~1분간 쉬고 1세트를 반복한다.

Tip

천천히 심호흡을 하며 몸 구석구석까지 산소를 전달한다는 느낌으로 진행합니다.

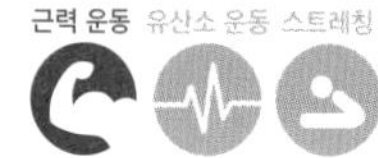

5%

누운 상태에서도 할 수 있어요!
오래 앉아 있어 볼록해진 뱃살을 물리치는 데 특히 효과적!

Draw-in and isometric

드로인 & 등척 운동

준비물

없음

소요 시간

(1번 동작 5회+2번 동작 1회) × 2세트

→ 세트 사이 휴식 시간 : 1분

운동 효과

- 아랫배 살 감량
- 허리 선 정리
- 요통 예방

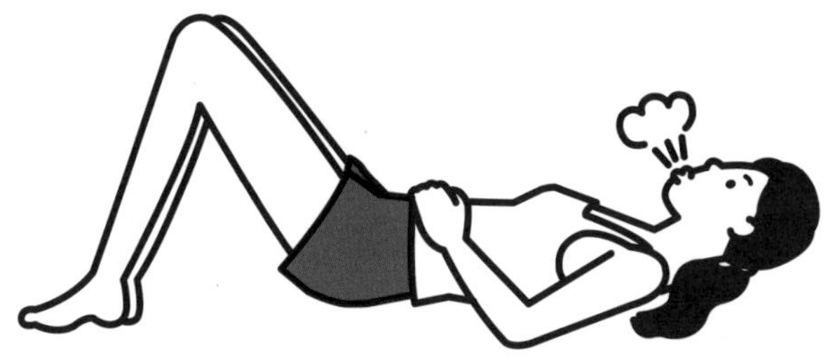

1 배를 집어넣으면서 숨을 있는 힘껏 내뱉는다. 숨을 모두 뱉어냈다면 이번에는 배를 크게 부풀리면서 숨을 들이마신다. 이 동작을 5회 반복한다.

▼

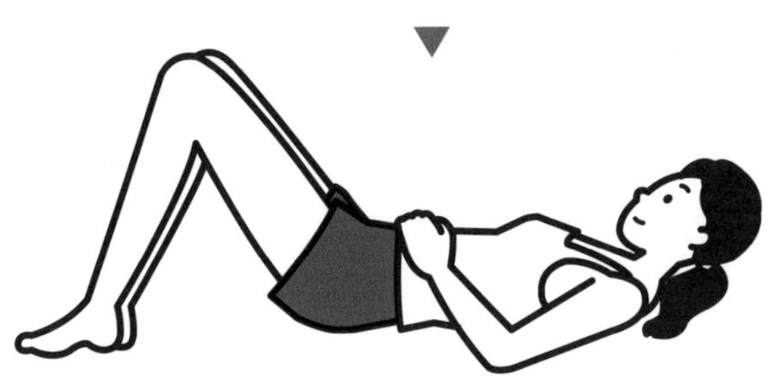

2 '더는 힘들다'는 생각이 들 정도로 배에 힘을 주고 30초간 유지한다. 이때 호흡은 멈추지 않아도 된다.

2번에서 배에 힘을 줄 때는, 손으로 복근을 만지며 배를 딱딱하게 만든다는 느낌으로 신경을 쓰면 더욱더 효과적입니다.

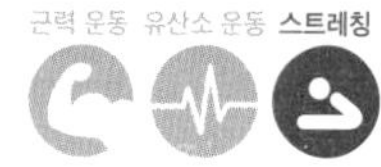

5%

스트레칭할 때 자주 잊지만, 의외로 중요한 부위는
바로 엉덩이!

Stretch your hips

엉덩이 스트레칭

준비물

없음

소요 시간

좌우 30초씩 × 2세트

→ 세트 사이 휴식 시간 : 30초

운동 효과

- 힙 업
- 다리 살 감량
- 무릎과 허리의 통증 개선

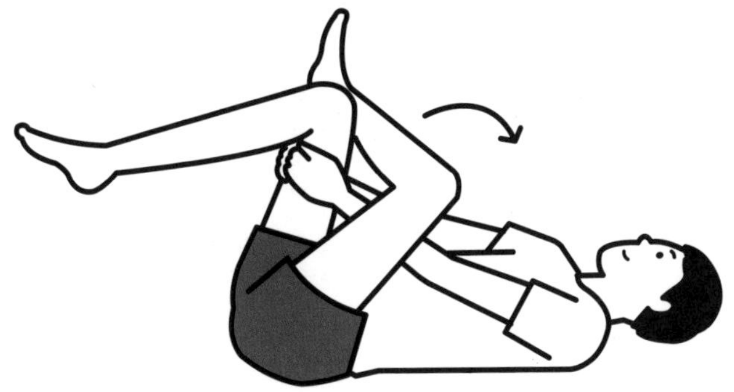

1 누운 상태에서 왼쪽 다리를 오른쪽 허벅지에 걸친 후, 오른쪽 다리를 잡고 가슴 쪽으로 끌어당긴다. 오른쪽 엉덩이의 근육이 늘어나는 느낌을 즐겨보자. 반대쪽도 같은 동작을 반복하며 스트레칭한다.

동작을 취했을 때 아프지 않고 여유가 있다면 앞뒤로 몸을 흔들며 좀 더 자극을 줘도 좋습니다.

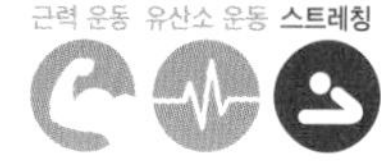

5%

한 번만 해도 즉시 허벅지가 시원해지는 스트레칭!

Stretch your quads

허벅지 앞 근육 스트레칭

준비물

없음

소요 시간

좌우 30초씩 × 2세트

→ 세트 사이 휴식 시간 : 30초

운동 효과

- 다리 살(특히 허벅지) 감량
- 오다리 개선
- 붓기 감소

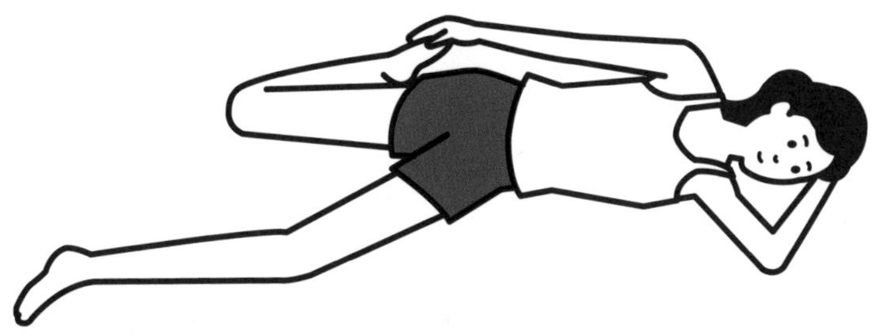

1 왼쪽을 향해 누운 후, 오른손으로 오른발 끝을 잡고 뒤꿈치가 엉덩이에 닿도록 잡아당긴다. 허벅지 앞쪽 근육을 늘려준다는 생각으로 자세를 유지한다. 반대쪽 다리도 같은 동작을 반복한다.

근육을 늘려줄 때 절대로 허리가 휘지 않도록 합니다. 최대한 등의 곡선을 유지한 채로 동작을 취합니다.

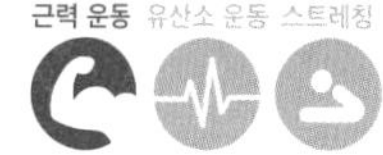

5%

힘들어서 플랭크를 포기해본 적이 있다면 주목!

• • • • • • • •

Easy plank

초 간단 플랭크

준비물

없음

소요 시간

1분

운동 효과

- ▸ **코어 근육 강화**
- ▸ **요통 예방**
- ▸ **일상생활의 활력**

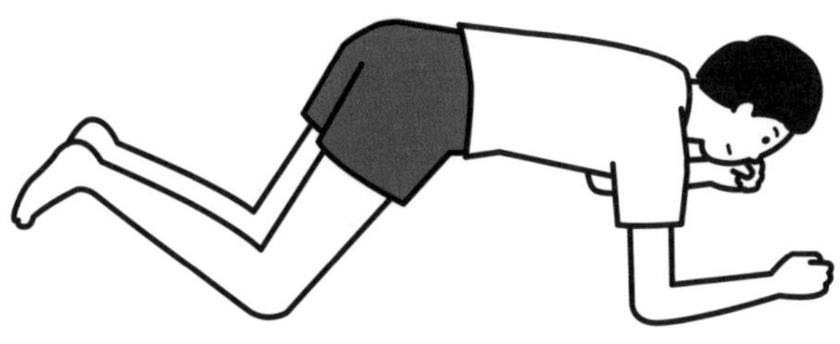

1 바닥에 무릎과 팔꿈치를 댄 상태로 가슴을 펴고 턱을 들어올린 자세를 유지한다. 1분간 버틴다.

플랭크는 무릎과 팔꿈치가 가까우면 가까울수록 쉽습니다. 처음에는 가까운 상태로 운동하다가 능숙해지면 조금씩 거리를 늘려봅시다.

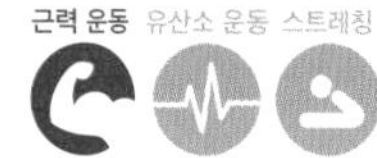

5%

상반신의 유연성 강화와 근력 향상이
동시에 가능한 효율성 높은 운동법!

Easy -reverse plank

초 간단 리버스 플랭크

준비물

없음

소요 시간

1분

운동 효과

- 굽은 등 개선
- 쇄골 라인 다듬기
- 팔뚝 살 감량

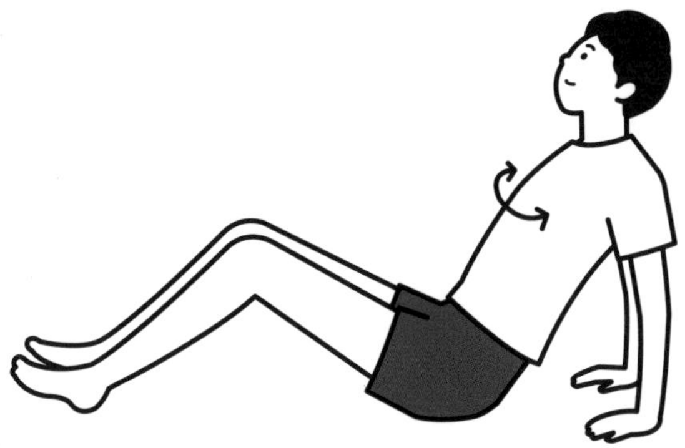

1 무릎이 자연스러운 각도로 구부러지도록 앉은 상태에서 발을 바닥에 댄다. 양쪽 무릎은 붙이지 않는다. 손끝은 엉덩이 쪽을 향하도록 두고 팔꿈치를 펴준다. 가슴을 쭉 편 상태에서 자세를 유지한다.

한계가 느껴질 때까지 올바른 자세를 유지하면 더욱더 효과적입니다.

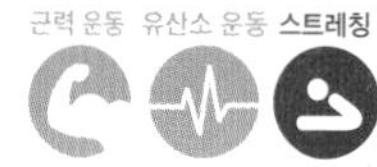

5%

하반신 근력을 키우고 싶다면 꼭 알아야 할 스트레칭!

Pose like a frog

개구리 스트레칭

준비물

이불 / 부드러운 매트

소요 시간

30초 × 2세트

→ 세트 사이 휴식 시간 : 30초

운동 효과

- 고관절의 유연성 향상
- 다리 살 감량
- 하반신의 근력 강화

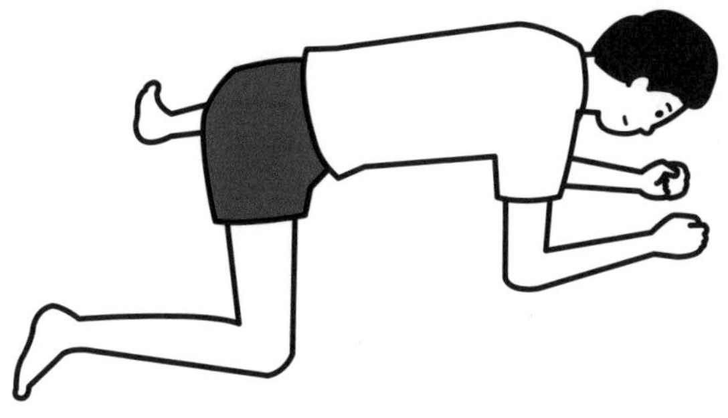

1 다리를 벌린 상태에서 무릎과 팔꿈치를 바닥에 대고, 개구리 같은 자세를 취한 후 상태를 유지한다. 여유가 있다면 전후좌우로 몸을 움직인다.

발끝이 바깥쪽을 향하도록 다리를 쫙 벌려줍니다. 무릎에 통증이 생길 수 있으니 반드시 이불 위에서 운동합시다.

Column

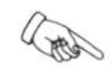

유산균으로 장 건강도 지키자

유산균은 왜 섭취해야 할까?

유산균은 장내 환경을 개선해주는 효과가 있다고 알려진 미생물(균)인 '유익균'의 총칭입니다. 유산균을 정기적으로 섭취하면 장내가 산성으로 유지되고, 몸에 악영향을 미치는 '유해균'의 증식이 억제됩니다. 장내 유익균이 늘어 정장작용(장을 깨끗하게 하고, 동시에 장의 연동 운동을 촉진시킴 - 역주)을 활성화하면 소화가 잘 될뿐 아니라 변비 및 피부 미용에도 효과적입니다! 또한 유산균은 콜레스테롤을 낮춰주고, 면역력을 높이며 노화를 예방하는 등 몸에 다양한 긍정적 작용을 합니다.

유산균은 어떤 음식에 많이 포함되어 있을까?

유산균은 요거트, 김치, 치즈, 살라미, 생햄, 명란젓 등 젓갈류, 멸치, 된장, 간장, 감주 등에 많이 포함되어 있습니다. 간편하게 먹기 좋은 요거트 등으로 매일 섭취하면 좋겠지요. 식사할 때는 의식적으로 발효 식품을 고르면 꾸준히 유산균을 공급받을 수 있습니다. 정확한 용량을 섭취하기를 원한다면 건강보조제를 추천합니다.

언제 섭취하는 게 가장 효과적일까?

유산균은 지속적인 섭취가 중요합니다. 음식이나 음료로 유산균을 한번에 많이 섭취한다고 해서 장내에 더 오래 머무르며 작용하지는 않습니다. 유산균은 양과 상관없이 일정 시간이 지나면 장내에서 배출되기 때문입니다. 따라서 매일 꾸준히 섭취하는 것이 중요하죠. 식사 전, 큰 숟가락에 요거트를 가득 떠서 한 숟갈씩 먹는 습관을 들이는 것을 추천합니다. 간편하게 유산균을 섭취할 수 있는 방법이니 꼭 실천해보시기 바랍니다.

단백질을 충분히 섭취하면서 건강보조제나 채소 주스로 비타민, 미네랄 등을 관심을 가지는 습관을 들였다면 이제 다음 단계로 넘어가 봅시다. 바로 유산균 섭취에도 신경 써보는 것입니다.

요거트 종류 선택 방법

단백질 섭취량을 높이고 싶을 때

▼

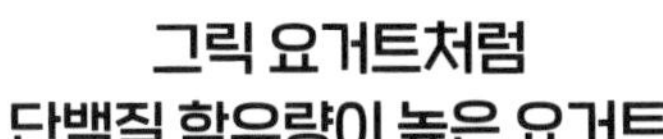

그릭 요거트처럼 단백질 함유량이 높은 요거트

그릭 요거트는 단백질이 풍부하다. 요거트치고는 단단한 편이라서 식감이 있으며 포만감을 느끼기에도 매우 좋다. 크림치즈처럼 농후한 맛이 특징이다.

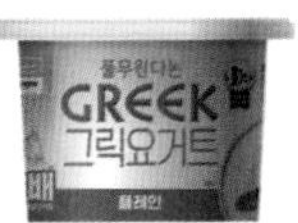

장내 환경 개선이 목적일 때

▼

'비피두스균' 등 유산균 종류가 표기된 요거트

유산균에도 종류가 많으므로 필요에 따라 선택한다. '비피두스균'은 장 건강에 특히 효과가 있다. 회사마다 다양한 상품을 출시하므로 포장 용기에 표시된 정보를 잘 확인해본다.

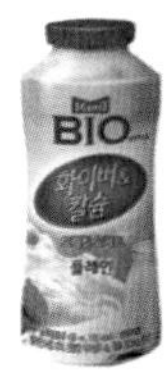

유산균의 먹이가 되는

식이섬유도 장내 환경 개선에 효과적

식이섬유가 많은 식재료

- 뿌리채소류
- 해조류
- 한천
- 낫토
- 깨
- 비지
- 버섯류
- 찰보리
- 오트밀 등

PART 2

남은 체력

20%

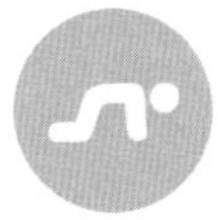

원룸에서도 OK!
매트 한 장 트레이닝

'내 방은 좁아서 운동하기 힘들어', '층간소음으로 아랫집에 피해를 주면 어쩌지?'라는 말은 이제 변명이 될 것입니다! 층간소음 걱정 없이도 효과적인 트레이닝 방법이 있기 때문이죠. 체력이 간당간당할 때, TV를 보면서도 할 수 있는 운동 15가지를 소개합니다.

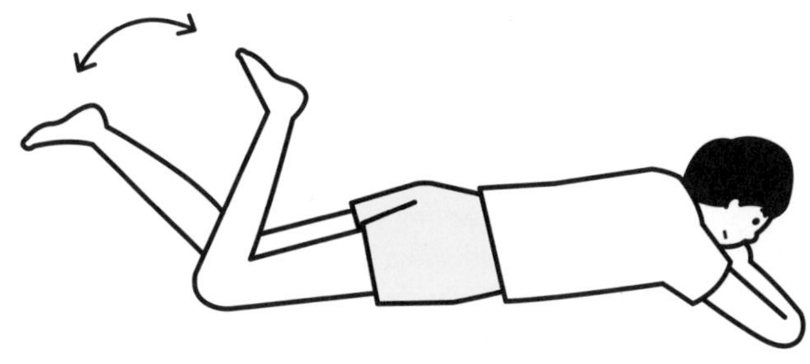

체력 20% 트레이닝 방법

피곤해서
딱 한 동작만 하고
자고 싶을 때

▶

우선 순위는

근력 운동 > 스트레칭 > 유산소

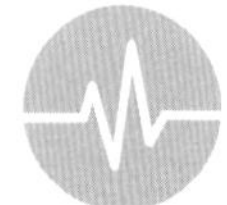

기본적으로
근력 운동을 우선으로 선택한다.

'운동 하나 정도는
더 할 수 있을 것 같다'
싶을 때

▶

근력 운동을 하고 나서 스트레칭으로 근육을 풀어준 후에 잔다.

몸이 뻐근해서
신경 쓰이는 날

▶ **시간을 들여 스트레칭을 집중적으로 한다.**

'오늘은 유난히 몸을
움직이지 않았다.
운동량이 모자랐다'
싶을 때

▶ **우선 유산소 운동을 하자! 그 후에 가능하면 스트레칭을 해준다.**

어제는 복근 운동을
열심히 했다면

▶ **오늘은 다리에 효과적인 근력 운동에 도전해보자.**

날마다 운동을 바꿔가면서
한 부위씩 집중 트레이닝!

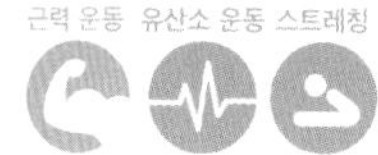

큰 근육들을 한꺼번에 단련할 수 있는 효율적인 트레이닝!

Chair Squat

의자 스쿼트

준비물

의자

소요 시간

1분 × 2세트

→ 세트 사이 휴식 시간 : 1분

운동 효과

- 힙 업
- 하반신의 근력 강화
- 허벅지 뒤쪽의 셀룰라이트 감소

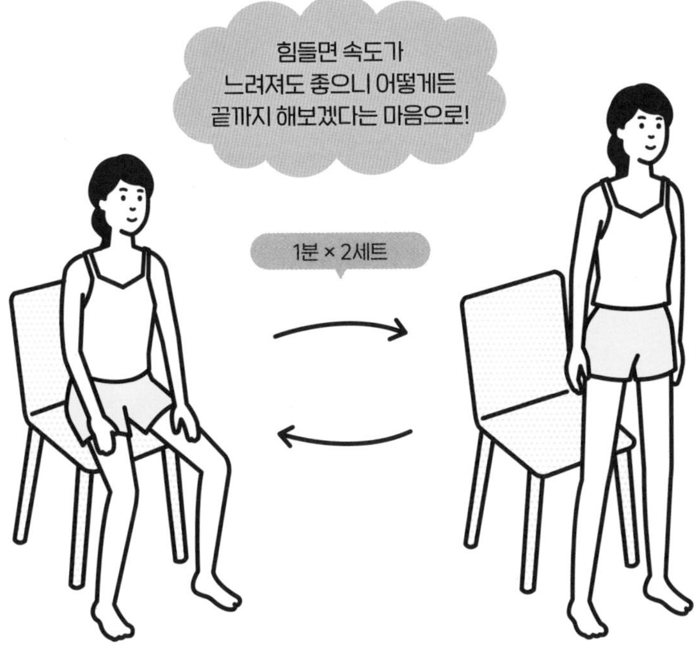

힘들면 속도가
느려져도 좋으니 어떻게든
끝까지 해보겠다는 마음으로!
1분 × 2세트

1 의자에 등을 쭉 펴고 앉아 양발을 어깨너비보다 조금 넓게 벌린다. 발끝은 살짝 바깥쪽으로 향하게 한다.

2 1번 자세를 유지한 채 일어났다가 다시 앉는 동작을 반복한다.

일어나기 힘들 때는 양손을 무릎에 대고 해도 괜찮아요!

팔굽혀펴기는 힘들어서 싫다!? 그렇다면 이 운동밖에 없습니다!

Palm push

손바닥 푸시

준비물

의자

소요 시간

1분 × 2세트

→ 세트 사이 휴식 시간 : 1분

운동 효과

- 가슴 근육 단련
- 쇄골 라인 정리
- 자세 개선

손바닥 밀어내는 힘을
계속 유지하면서!

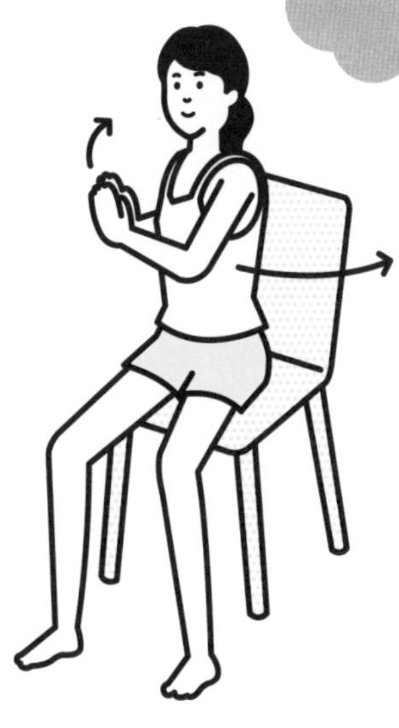

1 의자에 앉아서 등을 편 후, 양손을 가슴 앞쪽에서 맞붙인다. 얼굴은 정면을 향한 상태에서 왼손에 힘을 줘 밀며 상체를 오른쪽으로 비튼다. 다음으로 오른손에 힘을 줘 밀며 상체를 왼쪽으로 비튼다. 두 동작을 1분간 반복한다.

Tip

힘들더라도 등이 굽거나 팔꿈치가 내려가지 않도록 계속 신경을 씁니다.

발판이 아무리 낮아도 괜찮습니다.
맨땅에서 하는 제자리걸음보다 훨씬 효과적!

Super low step training

아주 낮은 발판 오르내리기

준비물

5~10cm 정도의 낮은 발판

소요 시간

5분 이상 × 2세트

→ 세트 사이 휴식 시간 : 30초

운동 효과

- 소비 열량 증가
- 체력 향상
- 운동 부족 해소

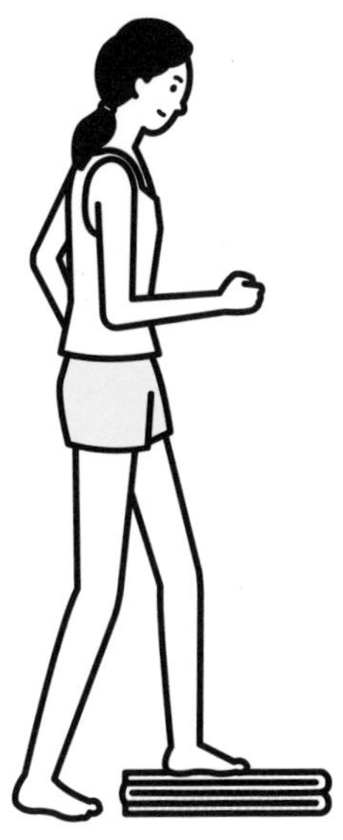

1 5~10cm 정도의 발판을 앞에 두고 5분간 오르내리기한다. 왼발→오른발 순으로 올라갔다가, 왼발→오른발 순으로 발판에서 내려오기를 반복한다.

발판이 없는 경우에는 현관의 단차를 이용하거나 잡지 또는 골판지 여러 겹을 단단히 묶어서 운동하면 좋습니다. 쉽게 미끄러지지 않는 재질이라면 무엇이든 가능합니다.

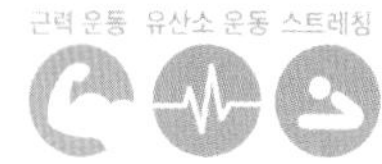

20%

고작 한 발 서기라고 생각하시나요?
의외로 1분도 버티기 어려울걸요?

One-leg standing

벽 잡고 한 발 서기

준비물

벽 / 기둥

소요 시간

좌우 1분씩 × 2세트

→ 세트 사이 휴식 시간 : 1분

운동 효과

- 코어 근육 강화
- 일상생활의 활력
- 넘어짐 예방

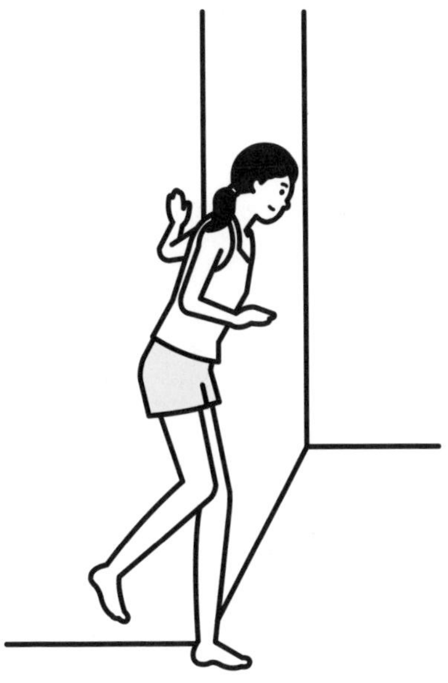

1 왼손으로 벽이나 기둥을 잡고, 왼발 뒤꿈치에 체중을 실은 후 오른발을 든다. 왼쪽 무릎을 살짝 구부린 후 1분간 자세를 유지한다. 반대쪽도 같은 자세를 1분간 유지한다.

그림처럼 상체를 앞으로 조금 숙이고 동작을 반복합니다.

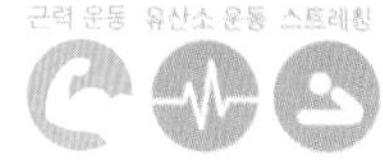

움직임은 간단하지만, 몸 선을 정리하는 효과만큼은 최고!

Fall in & pull your elbows

앞으로나란히 & 팔꿈치 당기기

준비물

의자

소요 시간

1분 × 2세트

→ 세트 사이 휴식 시간 : 1분

운동 효과

- 굽은 등 개선
- 팔뚝 살 감량
- 쇄골 라인 정리

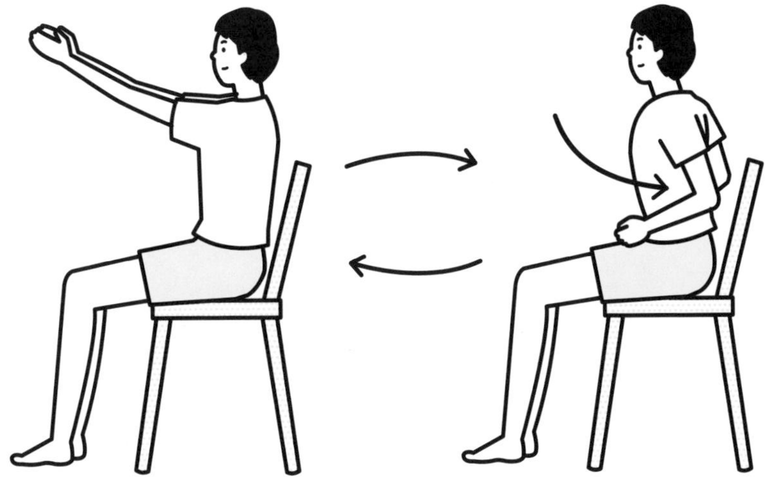

1 등을 편 상태로 의자에 앉아 양쪽 손바닥이 안쪽으로 오도록 팔을 앞으로 뻗는다(앞으로나란히 자세).

2 양손의 폭과 방향은 그대로 유지한 상태 채 팔꿈치를 사선 아래쪽으로 최대한 잡아당기며 가슴을 편다. 이 동작을 반복한다.

가슴과 허리를 가능한 한 쭉 편 상태를 유지합니다.

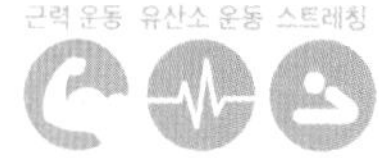

20%

몸의 뒤쪽 근육을 한번에 단련할 수 있는 대단한 자세!

Let's challenge Superman!

슈퍼맨 챌린지

준비물

요가 매트 / 매트리스

소요 시간

1분

→ 세트 사이 휴식 시간 : 1분

운동 효과

- **등 근력 향상**
- **힙 업**
- **요통 개선**

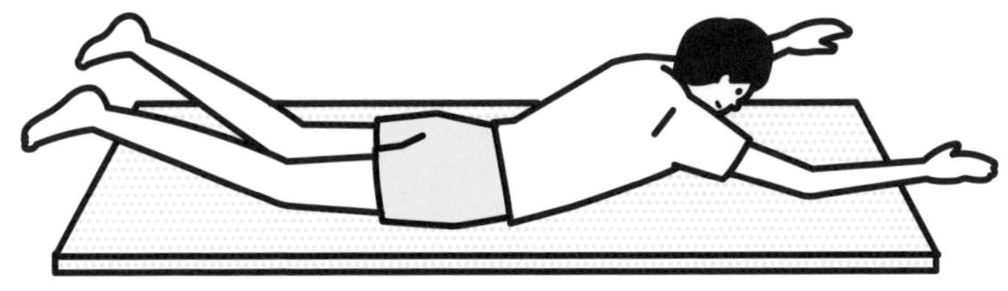

1 엎드린 상태에서 양손과 양다리를 적절히 벌린 후 쭉 펴준다. 그 상태에서 양쪽 팔다리를 바닥에서 띄운다. 1분간 자세를 유지한다.

1분간 자세를 유지하기 힘들다면 잠깐 쉬어도 좋습니다. 힘들다고 포기하지 말고 1분을 채워서 버텨봅시다!

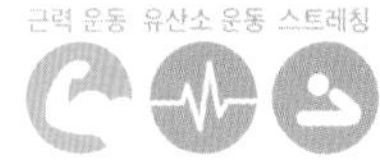

평소에 잘 사용하지 않는 어깨부터 팔꿈치까지의
위팔 근육, 이렇게만 움직여도 효과는 충분해요!

Sitting arms kickback

앉아서 하는 팔 킥백

준비물

의자

소요 시간

1분 × 2세트

→ 세트 사이 휴식 시간 : 1분

운동 효과

▶ **팔뚝 살 감량**

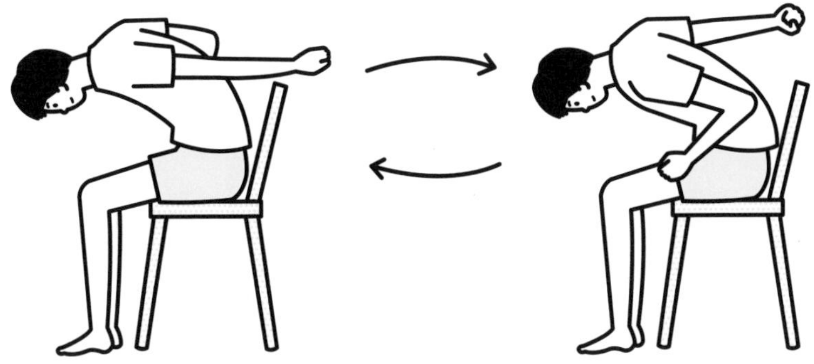

1 의자에 앉아서 상체를 똑바로 숙이고 왼팔을 뒤로 뻗는다. 이때 팔꿈치는 가능한 한 곧게 펴준다. 오른 팔꿈치는 살짝 구부려서 몸 옆쪽에 붙인다. 손에 힘이 들어가지 않도록 주먹을 살짝 쥔다.

2 왼팔을 구부리고 오른팔을 뒤로 곧게 뻗는다. 양쪽 팔꿈치를 폈다 구부리는 동작을 리듬을 타듯이 번갈아 1분간 반복한다.

상체를 최대한 숙인 상태에서 해야 더 효과적입니다.

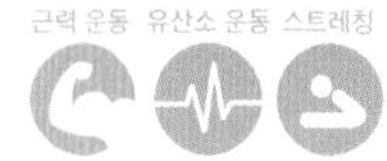

20%

다리 근육을 탄탄하게 만들고 싶다면
우선 허벅지 안쪽부터 확실하게 공략!

Adduction to hold your hands

허벅지 사이에 손을 끼우고 어덕션

준비물

의자

소요 시간

30초 × 2세트

→ 세트 사이 휴식 시간 : 1분

운동 효과

- 허벅지 안쪽의 탄력 향상
- 오다리 개선
- 허벅지 바깥쪽의 붓기 감소

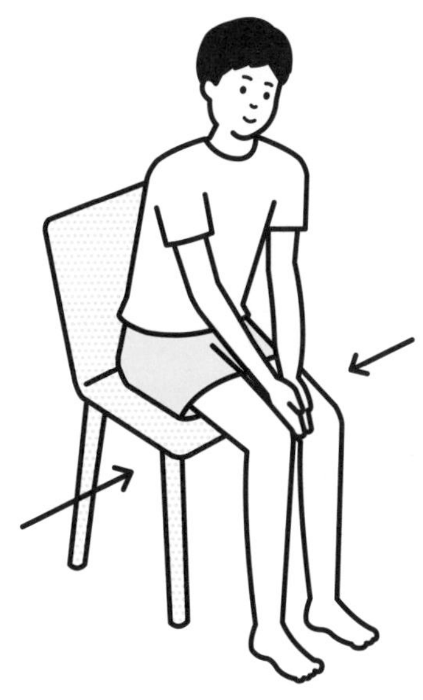

1 의자에 앉아 양손을 맞대고 양쪽 무릎 사이에 끼운다. 허벅지 안쪽에 힘을 줘 두 다리로 양손을 최대한 꽉 조인다. 30초간 유지한다.

시선을 손으로 향하면 허벅지 안쪽에 힘을 주기가 더 쉬워집니다.

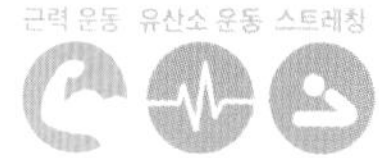

얼굴에도 근육이 있습니다! 평소 표정이 잘 드러나지 않아 고민이었다면~

Turn your tongue round and round

혀 돌리기

준비물

없음

소요 시간

20회 × 2세트

→ 세트 사이 휴식 시간 : 1분

운동 효과

- 얼굴이 작아 보임
- 얼굴 붓기 감소
- 팔자주름 개선

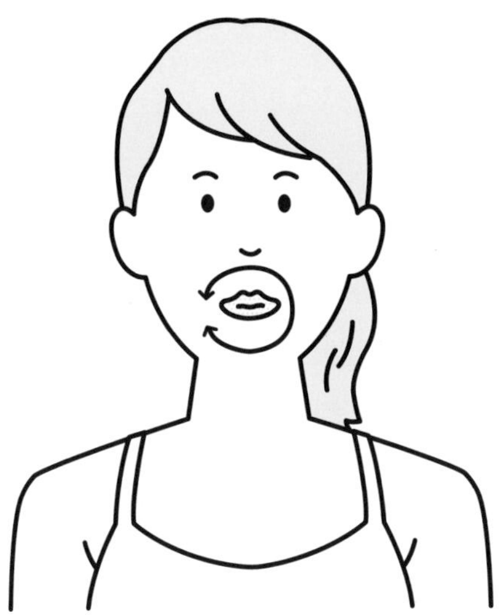

1 입속에서 혀를 크게 천천히 20회 돌려준다. 1분간 휴식을 취한 뒤 반대 방향으로도 똑같이 해준다. 이 동작을 2세트 반복한다.

하루에 몇백 번씩 무리하게 따라 하면 오히려 역효과를 불러올 수 있습니다. 하루에 2세트만 최선을 다해서 해봐요.

스트레스가 많이 쌓여 있다면 주먹을 불끈 쥐고 운동해보세요!

I can do it!

할 수 있어! 포즈

준비물

벽 / 기둥

소요 시간

좌우 1분씩 × 2세트

→ 세트 사이 휴식 시간 : 1분

운동 효과

- 코어 근육 강화
- 소비 열량 증가
- 전신 탄력 향상

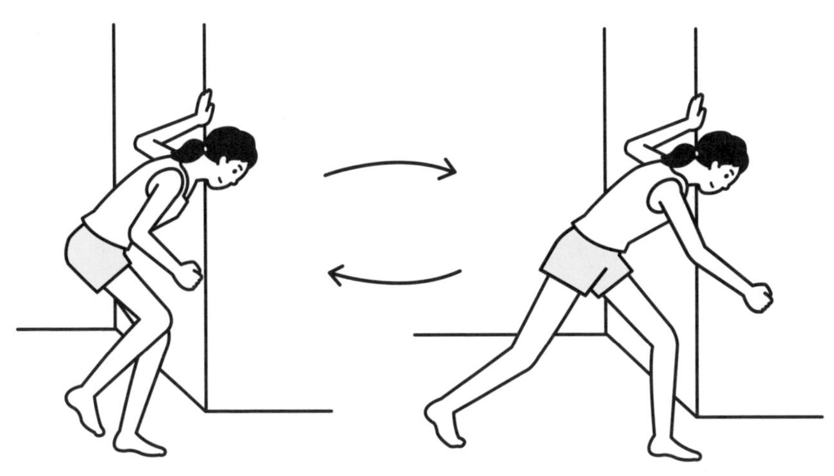

1 왼손으로 벽이나 기둥을 잡고 상체를 숙인다. 오른쪽 다리는 들어올리고, 오른손은 주먹을 쥔 채 팔꿈치를 구부려 앞쪽을 향하게 한다.

2 오른손은 앞으로, 오른쪽 다리는 뒤로 뻗은 후 팔다리를 재빠르게 원래 자세로 되돌린다. 1→2번 동작을 리듬을 타듯이 1분간 반복한다. 잠시 쉬었다가 반대쪽도 1분간 반복한다.

"나는 할 수 있어!"라고 소리 내면서 동작을 취하면 의외로 스트레스까지 풀릴지도 모릅니다!

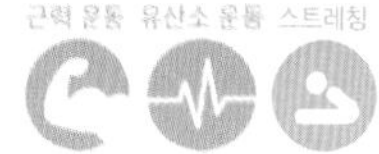

20%

'스트레칭만 하고 자자!' 싶은 날에 가장 추천하는 동작!

Chest stretch

벽 모서리를 이용한 가슴 스트레칭

준비물

벽

소요 시간

좌우 30초씩 × 2세트

→ 세트 사이 휴식 시간 : 30초

운동 효과

- **얼굴 살 감량**
- **쇄골 라인 정리**
- **굽은 등 개선**

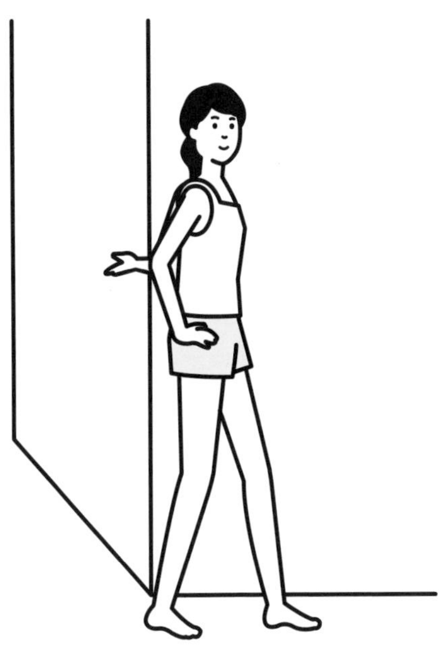

1 벽 모서리 부분에 서서 왼쪽 손바닥이 위를 향하게 한 후, 팔꿈치 정도 위치의 벽에 손날을 가져다 댄다. 그 상태로 가슴을 펴고 왼발을 앞으로 내딛는다. 오른손을 허리에 대고 상반신을 오른쪽으로 가볍게 비튼 후, 왼쪽 가슴이 늘어나는 느낌이 드는 지점에서 30초간 자세를 유지한다. 반대쪽도 같은 동작을 반복한다.

벽을 활용해서 가슴 근육이 길게 늘어나는 느낌을 최대한 즐겨봅시다.

책상에서 일하거나 공부할 때도 할 수 있는 스트레칭이니,
생각날 때마다 바로바로 해봅시다.

Sitting hip stretch

앉아서 하는 엉덩이 스트레칭

준비물

의자

소요 시간

좌우 30초씩 × 2세트

→ 세트 사이 휴식 시간 : 30초

운동 효과

- 힙 업
- 다리 살 감량
- 무릎과 허리의 통증 개선

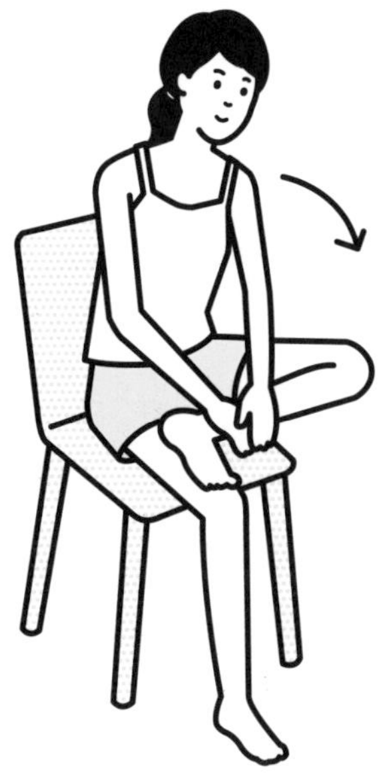

1 의자에 앉아서 왼쪽 다리를 오른쪽 허벅지 위에 올린다. 가슴을 편 상태에서 상체를 앞쪽으로 숙인 후, 왼쪽 엉덩이와 허벅지가 늘어나는 느낌이 드는 지점에 멈춰 자세를 유지한다. 반대쪽도 같은 동작을 취한다.

몸이 잘 늘어나고 있는지 모르겠다면 가슴을 더 펴거나 시선이 앞쪽을 향하도록 신경 써봅시다.

평소 무릎에 통증이 있는 사람에게 특히 효과가 있습니다.
엉덩이 스트레칭과 함께 하는 것을 추천!

Sitting hip joint stretch

앉아서 하는 고관절 스트레칭

준비물

의자

소요 시간

1분 × 2세트

→ 세트 사이 휴식 시간 : 30초

운동 효과

- 고관절의 유연성 향상
- 다리 살 감량
- 무릎과 허리의 부담 감소

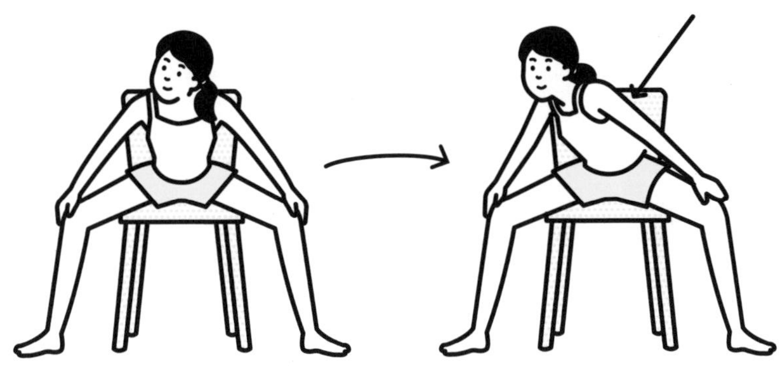

1 의자에 앉아서 가능한 한 넓게 다리를 벌린 후 양 발끝이 바깥쪽을 향하게 한다. 양손은 무릎 위에 가볍게 둔다.

2 다리가 더 벌어지도록 왼손으로 왼쪽 무릎을 누른다. 동시에 상체를 오른쪽 사선 앞쪽으로 숙이고 2~3초 눌러준다. 이 동작을 양쪽 번갈아가며 1분간 반복한다.

두 다리가 최대한 벌어지도록 무릎을 확실히 눌러줍니다.

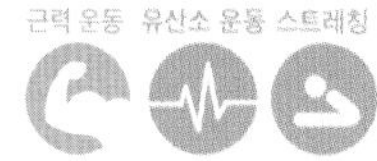

20%

평소에 취하지 않는 자세를 통해 약해진 근육을 강화합니다!

Reverse plank

리버스 플랭크

준비물

없음

소요 시간

1분

운동 효과

- 팔뚝 살 감량
- 자세 개선
- 코어 근육 강화

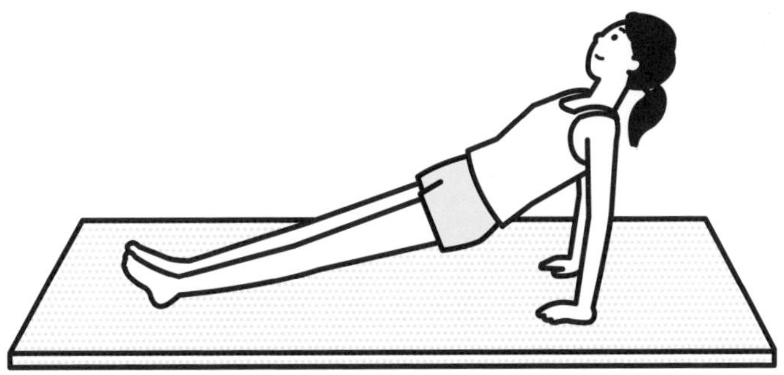

1 양쪽 무릎을 펴고 앉는다. 손끝이 엉덩이 쪽을 향하도록 하고, 엉덩이 뒤쪽인 어깨에서 수직 아래쪽의 바닥을 짚는다. 그 상태에서 엉덩이를 들어올려서 30초간 자세를 유지한다.

엉덩이는 되도록 바닥에서 높게 띄웁니다. 바로 자세를 취하는 게 힘들다면 무릎을 조금 구부려도 좋습니다.

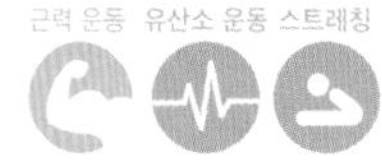

20%

일상생활에서는 의외로 허벅지 뒤쪽 근육을 많이 사용하지 않습니다.
이 기회에 확실히 자극해봅시다!

Leg curl

지칠 때까지 레그 컬

준비물

없음

소요 시간

최대 1분 × 2세트

→ 세트 사이 휴식 시간 : 1분

운동 효과

- 허벅지 뒤쪽의 셀룰라이트 감소
- 걷기 편해짐
- 무릎 통증 완화

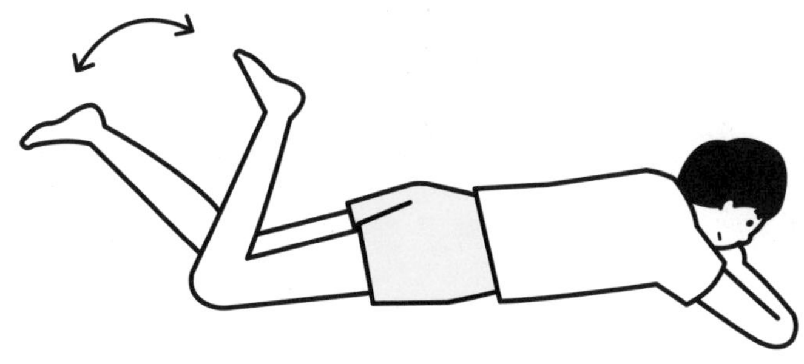

1 바닥에 일자로 엎드린다. 발꿈치가 번갈아가며 엉덩이에 닿도록 양쪽 무릎을 접었다 편다.

일상생활에서 잘 사용하지 않는 허벅지 뒤쪽 근육이 충분히 늘어나고 있는지 주의를 집중해봅시다.

Column

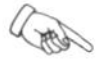

홈 트레이닝을 좀 더 전문적으로!

실내 트레이닝 아이템

①

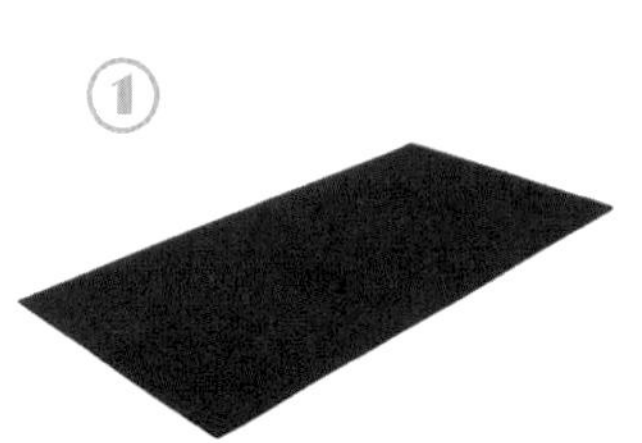

요가 매트

앞서 이불 위에서도 할 수 있는 트레이닝을 소개했습니다. 너무 폭신한 이불 위에서 운동하는 것이 허리 통증을 유발한다면 요가 매트를 사용해보시기 바랍니다. 쓰지 않을 때는 돌돌 말아서 세워두면 되므로 보관하기에도 편합니다. 좋은 매트 하나 정도는 가지고 있으면 여러모로 유용합니다. 얇으면 오히려 관절에 통증이 발생할 수 있으니 두께 8mm 이상인 매트를 권장합니다.

②

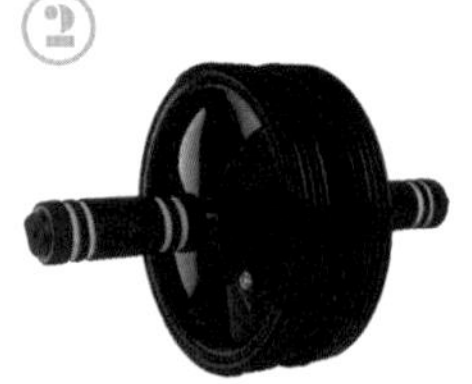

복근 롤러

홈 트레이닝으로 '복근을 집중적으로 강화하고 싶을 때' 효과적인 도구입니다. 단, 강도가 상당히 높은 편이므로 초보자에게는 추천하지 않습니다. 평소 집에서 꾸준히 운동하는 데도 복근 운동이 부족하다는 느낌이 든다면 복근 롤러를 이용해보세요.

③

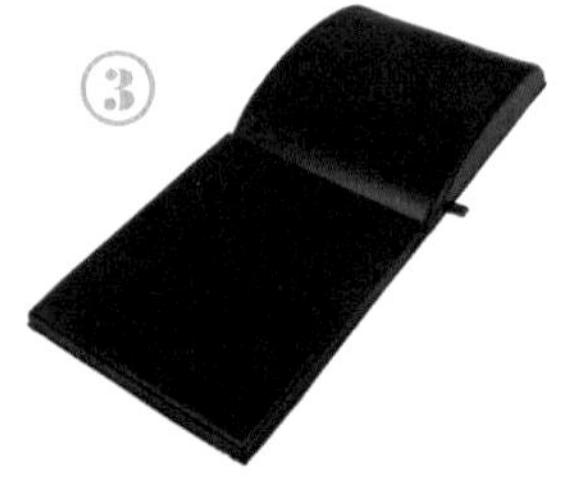

AB매트

복근 단련을 도와주는 매트입니다. 그냥 바닥에 누웠을 때보다 복근이 늘어나는 가동 영역이 넓어집니다. 저렴한 것부터 유명 제조사 제품까지 다양한 제품을 인터넷에서 쉽게 구매할 수 있습니다. 목욕 수건처럼 큰 수건 2장 정도를 허리 아래쪽에 넣고 누우면 비슷한 느낌이니 사기 전에 우선 체험해보시기 바랍니다.

요즘은 인터넷을 통해 다양한 운동기구를 쉽게 구매할 수 있습니다.
근력 운동을 혼자 할 수 있는 아이템도 많죠.
실제로 회원들을 지도하면서, 홈트할 때 특히 유용해 자주 추천했던 기구들을 소개합니다.

④

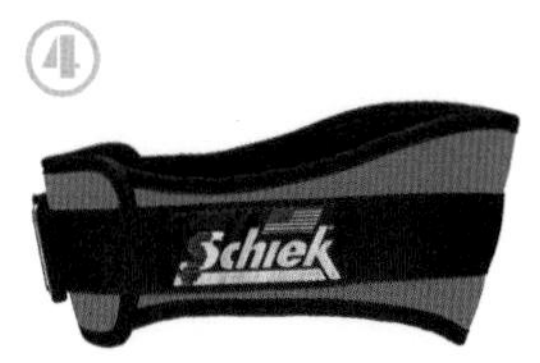

파워 벨트

허리를 고정하고 잡아주는 보조 도구로, 트레이닝 중 스쿼트 자세처럼 허리에 부담을 주는 운동을 할 때 추천합니다. 특히 허리 통증이 자주 발생하는 사람이라면 사용하는 편이 좋습니다.

⑤

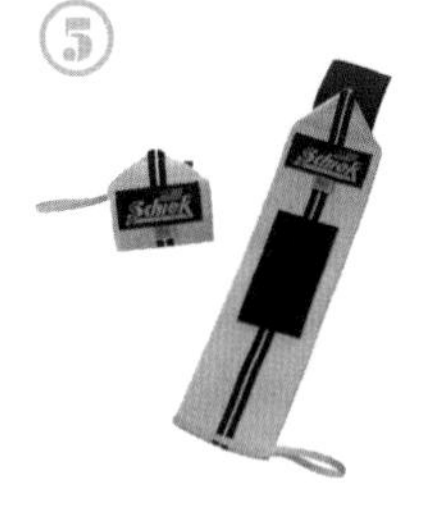

리스트랩

손목이 다치지 않도록 받쳐주는 밴드입니다. 원래부터 손목이 약한 분, 손목에 힘이 많이 들어가는 동작을 취할 때마다 통증이 생기는 분에게 추천합니다. 팔굽혀펴기나 리버스 플랭크를 할 때도 효과적입니다.

⑥

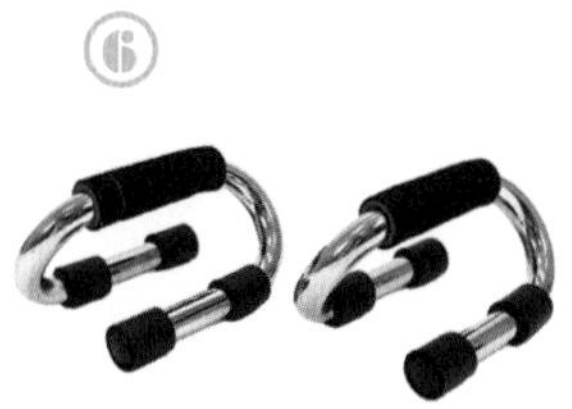

푸시업 바

팔굽혀펴기를 할 때 이 도구를 사용하면 바닥에서 할 때보다 몸을 더 많이 낮출 수 있고 힘을 더 줄 수 있어서 가동 영역이 넓어집니다. 안정감이 늘어나고 효율적으로 근육을 강화할 수 있으니 근육을 집중적으로 키우고 싶은 분, 어깨나 팔 운동이 더 필요한 분께 추천합니다.

PART 3

남은 체력

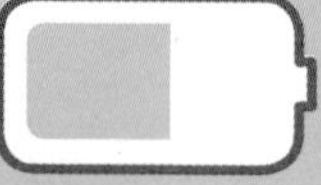

60%

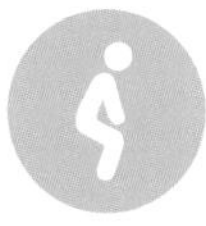

몸 상태에 따라 조합하는 매트 한 장 트레이닝

이 장에서는 매트 한 장만으로도 할 수 있지만, 강도가 조금 더 높아 체력이 반 이상 남아 있을 때 추천하는 운동법을 소개합니다. 근력 운동과 스트레칭, 유산소 운동을 2~3가지 조합하여 체력이 완전히 소진될 때까지 여러 번 해봅시다!

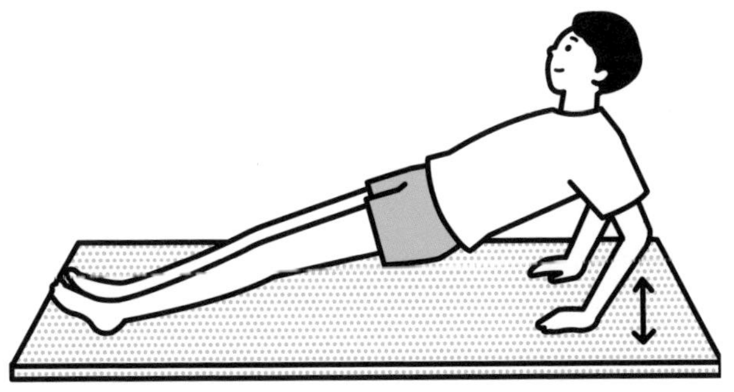

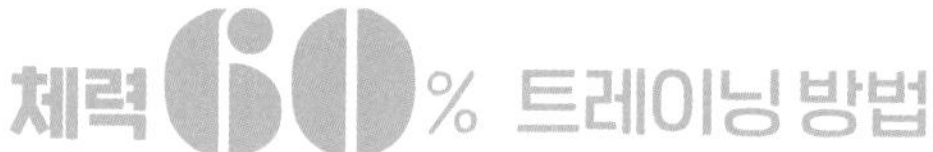
체력 60% 트레이닝 방법

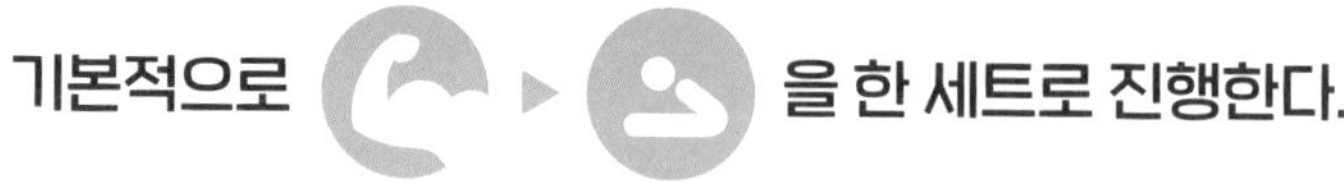
근력 운동
스트레칭
기본적으로
을 한 세트로 진행한다.

목표를 낮게 잡고 처음부터 두 가지 동작만
하겠다고 마음먹고 효율적으로 운동하자!

근력 운동
스트레칭
유산소 운동
가능하다면
순으로 계획하자.

그렇다고 무리할 필요는 없다.
하나라도 실천했다면 그때마다 자신을 칭찬해주자.

익숙해졌다면

전체적으로 천천히,
그리고 가장 힘든 자세에서 1초간 유지!

예를 들어…

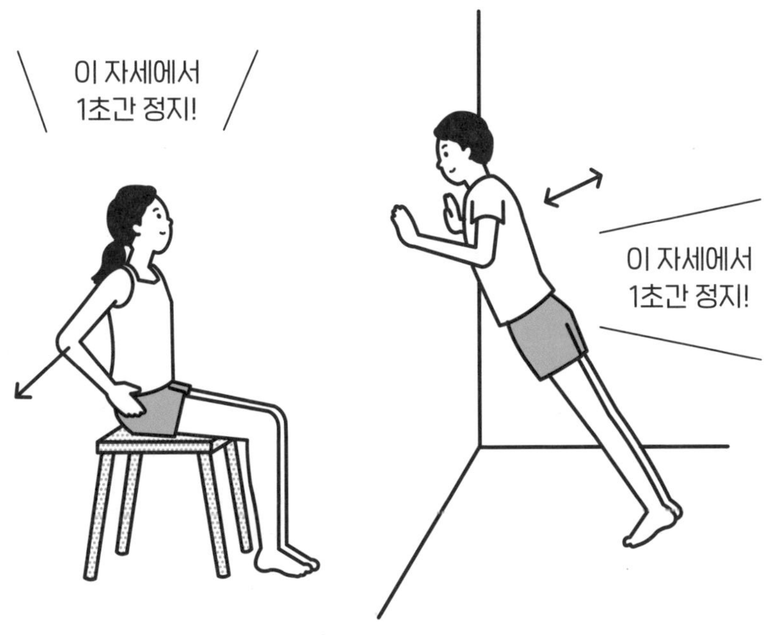
이 자세에서
1초간 정지!
이 자세에서
1초간 정지!

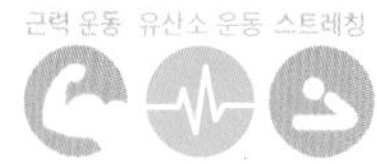
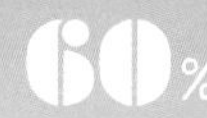

'간단'하다고 쉽게 보기엔, 소비 열량은 상당한 운동!

Easy Burpee

간단 버피

준비물

없음

소요 시간

체력이 방전될 때까지

운동 효과

- **소비 열량 증가**
- **다리 탄력 향상**
- **체력 향상**

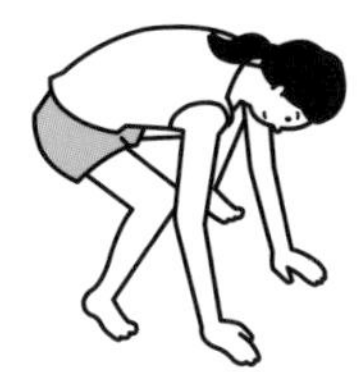

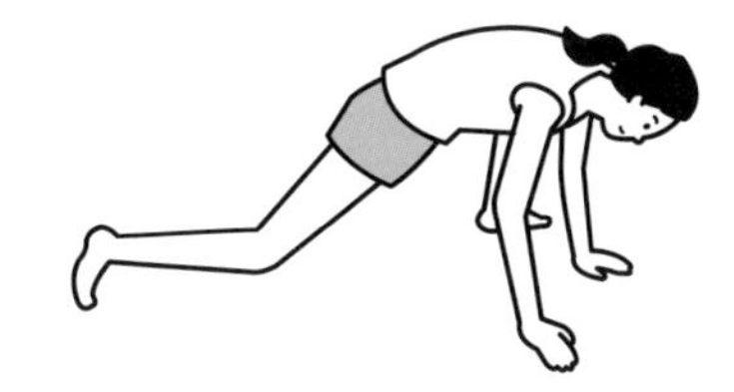

1 손발을 바닥에 대고 웅크린다.

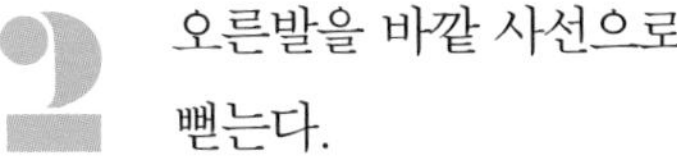

2 오른발을 바깥 사선으로 뻗는다.

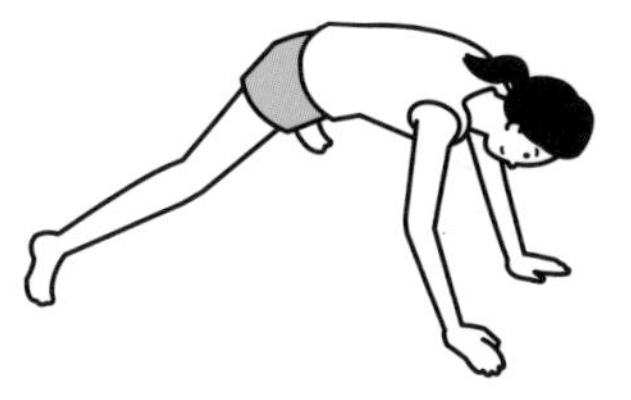

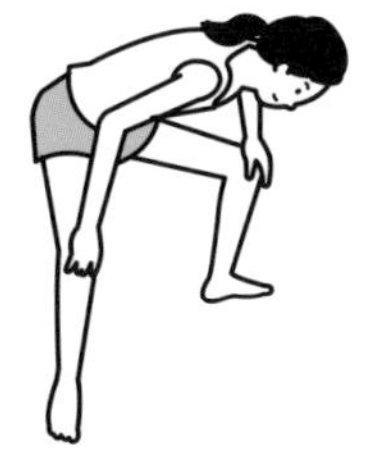

3 왼발도 바깥 사선으로 뻗은 후, 오른발 → 왼발 순으로 1번 자세로 돌아온다.

4 손으로 허벅지를 누르면서 일어난다.

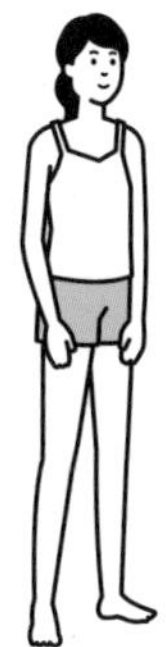

5 곧은 자세로 선다. 1~5번 동작을 리듬을 타듯이 반복한다.

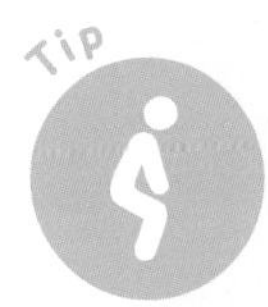

다리를 벌린 상태에서 동작을 취하므로 소비 열량이 높고 다리 살 감량에도 효과적입니다.

한 번도 제대로 못하는 팔굽혀펴기보다
벽을 이용한 간단 팔굽혀펴기가 효과적입니다!

Wall push up

벽을 이용한 팔굽혀펴기

준비물

벽

소요 시간

1분 × 2세트

→ 세트 사이 휴식 시간 : 1분

운동 효과

- 가슴 근육 증가
- 팔뚝 살 감량
- 자세 개선

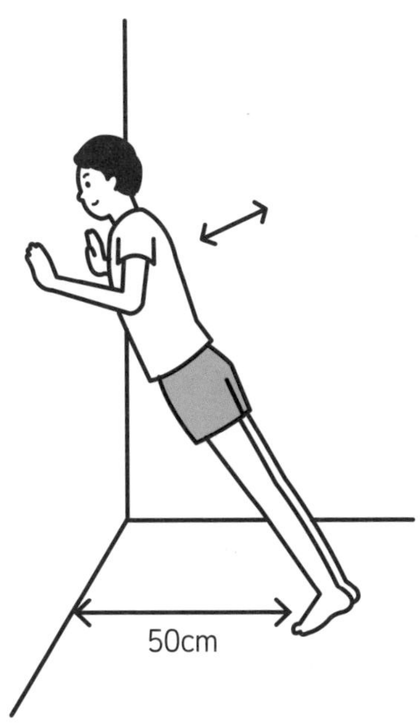

1 가슴 높이에서 양손을 뻗어 벽에 댄다. 손은 어깨너비보다 넓게 벌려준다. 가능한 한 벽과 가슴이 천천히 가까워지도록 팔을 굽혔다가 원래 자세로 되돌아간다. 이 동작을 1분간 반복한다.

동작이 익숙해졌나면, 가슴이 벽에 가장 가까워진 상태에서 1초간 자세를 유지해주면 효과가 커집니다.

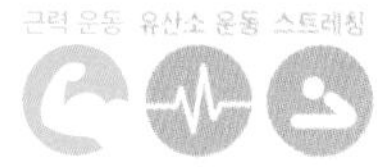

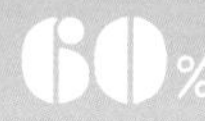

등 근육을 이완하고 수축하기를 반복하며 트레이닝!
아령 없이 이 동작만 해줘도 등 근육이 생깁니다.

Full range rowing

풀 레인지 로잉

준비물

의자

소요 시간

1분 × 2세트

→ 세트 사이 휴식 시간 : 1분

운동 효과

- **등 근육 강화**
- **굽은 등 개선**
- **휜 허리 개선**

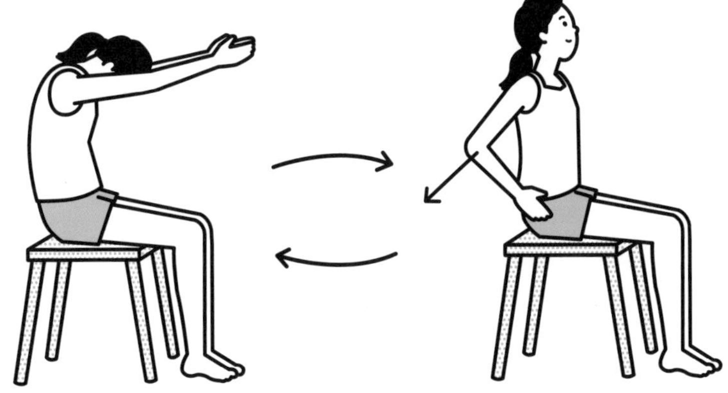

1 의자에 앉아서 앞으로나란히를 하듯이 양손을 뻗은 후, 손바닥을 맞붙인다. 배꼽을 바라본다는 느낌으로 등을 확실히 구부린 후 3초간 자세를 유지한다.

2 위쪽을 바라보며 팔꿈치를 사선 아래로 잡아당긴다. 동시에 있는 힘껏 가슴을 펴고, 그 상태를 3초간 유지한다. 1 → 2번 동작을 반복한다.

팔꿈치를 당기며 가슴을 펴면 양쪽 견갑골 즉, 어깨가 서로 가까워집니다. 이때 어깨가 올라가지 않도록 주의합니다.

집에서 할 수 있는 대표적인 유산소 운동!
효과적인 운동이니 꼭 해봅시다.

Step up and down

계단 오르내리기

준비물

15cm 정도의 계단

소요 시간

5분 이상 × 2세트

→ 세트 사이 휴식 시간 : 30초

운동 효과

- **소비 열량 증가**
- **다리 살 감량**
- **힙 업**

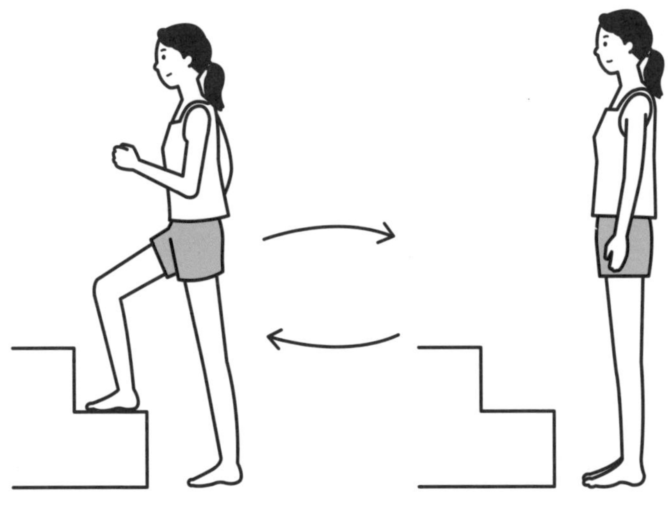

1 15cm 정도의 계단을 앞에 두고 서서 오른발 → 왼발 순으로 올라간다.

2 오른발 → 왼발 순으로 발판에서 내려온다. 이 동작을 5분간 반복한다. 30초간 쉬어준 후, 좌우 순서를 바꿔서 반복한다.

팔을 크게 흔들면서 운동하면 소비 열량이 더욱더 증가합니다!

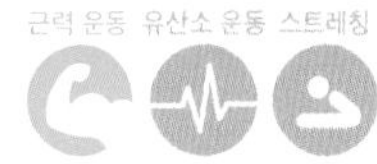

60%

근력 운동과 유산소 운동을 동시에!
특히 뱃살이 신경 쓰이는 사람에게 추천합니다.

Knee to elbow

무릎에서 팔꿈치까지 비틀기

준비물

없음(또는 의자)

소요 시간

1분 × 2세트

→ 세트 사이 휴식 시간 : 1분

운동 효과

- 복근 강화
- 허리 선 정리
- 힙 업

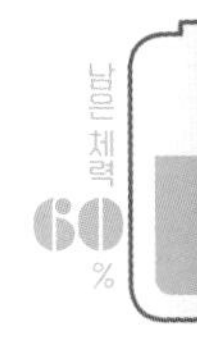

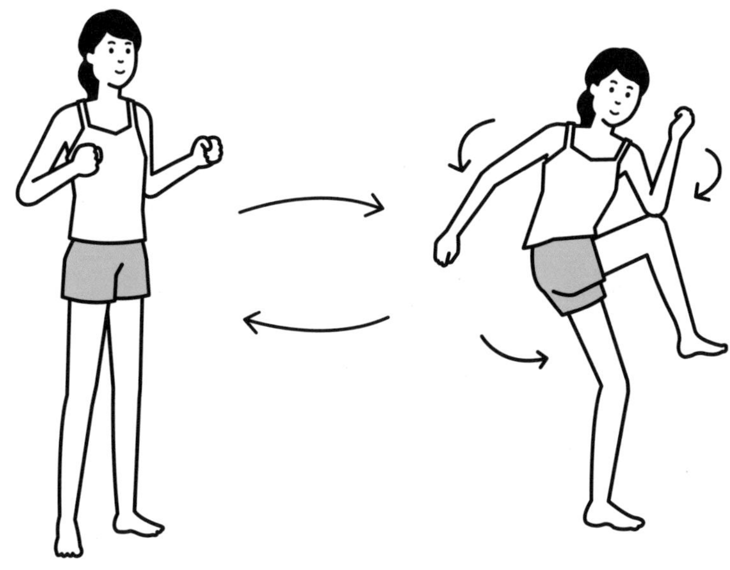

1 왼쪽 팔꿈치와 오른쪽 무릎이 닿도록 몸을 비틀면서 숙였다가, 처음 자세로 되돌아간다. 이어서 오른쪽 팔꿈치와 왼쪽 무릎이 닿도록 몸을 숙인 후 처음 자세로 되돌아간다. 두 동작을 리듬을 타듯이 반복한다.

비트는 동작만 여러 번 반복해도 허리를 잘록하게 만들 수 있습니다. 동작이 익숙해지면 팔꿈치와 무릎을 붙인 상태에서 1초간 자세를 유지합니다.

위팔에 강렬한 자극을 주는 운동법!

Reverse push up

리버스 팔굽혀펴기

준비물

없음

소요 시간

1분 × 2세트

→ 세트 사이 휴식 시간 : 1분

운동 효과

- 팔뚝 살 감량
- 굽은 등 개선
- 코어 근육 강화

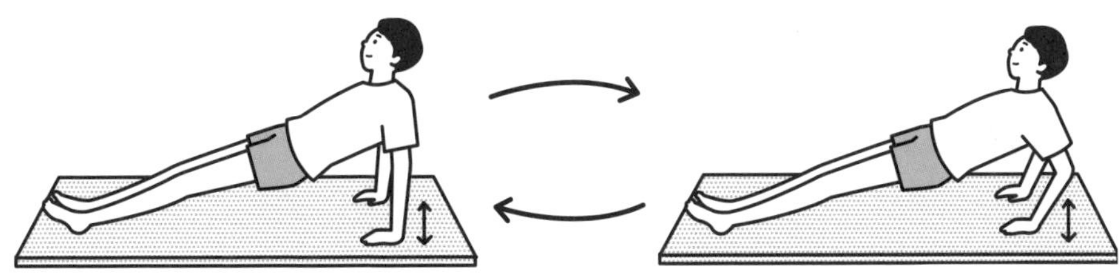

1 다리를 펴고 앉아서 양발을 붙인다. 손끝이 엉덩이 쪽을 향하도록 한 후, 어깨 바로 아래쪽 바닥에 손을 짚고 엉덩이를 들어올린다. 자세를 유지하며 팔꿈치를 구부리고 펴는 동작을 반복한다. 바닥에 엉덩이가 닿으면 효과가 떨어지므로 주의하자!

동작을 따라 하기 힘들 때는 엉덩이를 바닥에 붙인 상태로 진행~!

눈을 감으면 엉덩이 근육과 코어 근육을 동시에 강화할 수 있다?

Roll your legs with your eyes closed

눈 감고 발 돌리기

준비물

벽 / 기둥

소요 시간

좌우 1분씩 × 2세트

→ 세트 사이 휴식 시간 : 1분

운동 효과

- 고관절의 움직임 개선
- 코어 근육 강화
- 힙 업

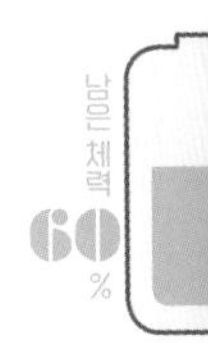

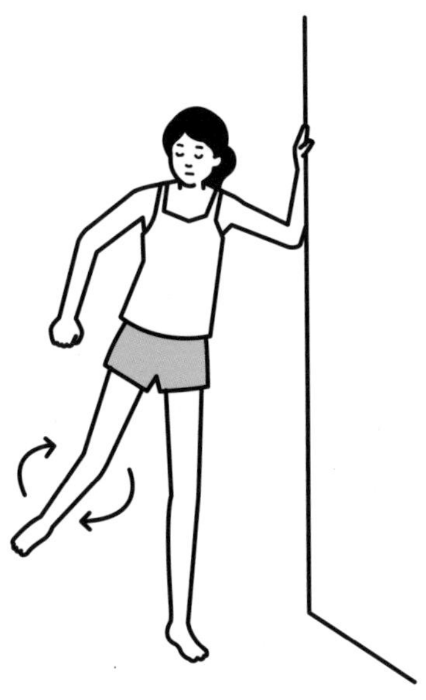

1 왼손으로 벽 모서리나 기둥을 잡고 왼발은 무릎을 살짝 구부린 자세를 유지한다. 눈을 감은 후, 오른발을 들고 1분간 빙글빙글 돌린다. 다음에는 오른손으로 벽이나 기둥을 잡고 왼발을 들고 돌려준다. 잠시 쉬었다가 동작을 반복한다.

발을 돌리는 동안 무릎의 각도가 바뀌지 않도록 신경 쓰면 특히 효과적입니다.

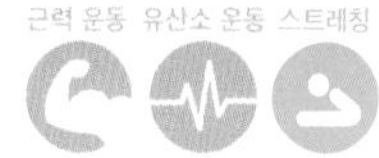

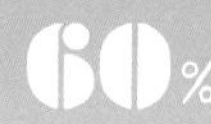

평소 굽어 있는 등을 쭉 펴주기만 해도 일상생활에 활력이 돕니다.

Stretching your back

등 스트레칭

준비물

없음

소요 시간

좌우 30초씩 × 2세트

→ 세트 사이 휴식 시간 : 30초

운동 효과

- 굽은 등 개선
- 휜 허리 개선
- 어깨 문제 개선

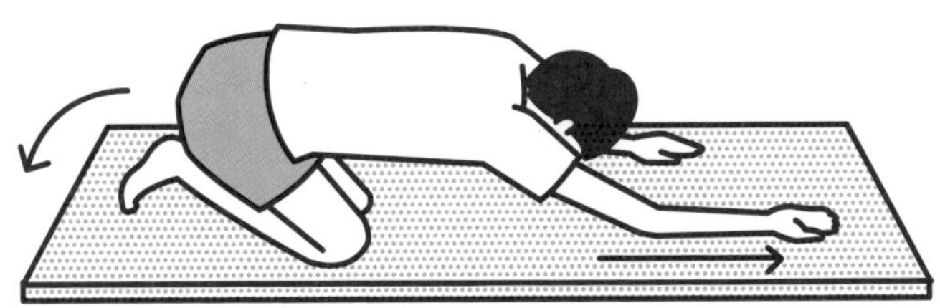

1 양쪽 무릎을 바닥에 대고 엎드린 상태에서 왼팔은 구부리고, 오른손은 바닥이 천장을 향하게 한 후 앞으로 최대한 멀리 뻗어준다. 등을 둥글게 말고 엉덩이를 뒤로 당겨서 오른쪽 등과 어깨 전체를 있는 힘껏 늘려준다. 30초 후 좌우를 바꿔서 반대쪽 등과 어깨를 늘려준다.

등을 둥글게 말아줄수록 등 근육이 더 잘 늘어납니다.

힙 업과 다리 살 감량을 동시에 할 수 있는 최고의 동작!

Alternative lunge

얼터너티브 런지

준비물

없음

소요 시간

1분 × 2세트

→ 세트 사이 휴식 시간 : 1분

운동 효과

- 고관절의 움직임 개선
- 힙 업
- 허벅지 뒤쪽의 셀룰라이트 감소

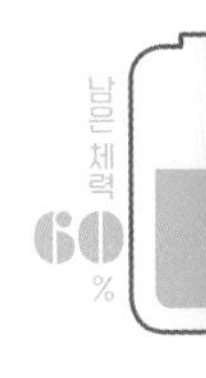

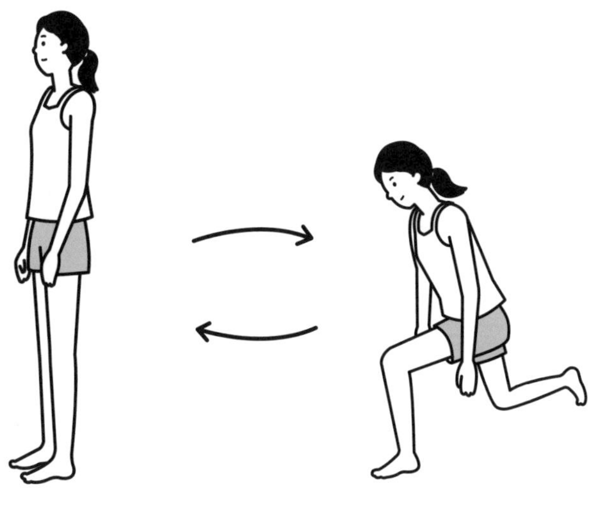

1 양발을 가지런히 붙이고 일자로 선다.

2 오른발을 뒤로 보내면서 무릎이 바닥에 살짝 닿을 정도로 앉는다. 왼발에 힘을 실어 디디며 1번 자세로 돌아온다. 다음으로 왼발을 뒤로 보내며 무릎이 바닥에 살짝 닿을 정도로 앉은 후 1번 자세로 돌아온다. 두 동작을 리듬을 타듯이 반복한다.

앉을 때는 느리게, 일어날 때는 빠르게 움직이도록 신경 써봅시다. 몸이 흔들리는 경우에는 의자나 벽 등을 잡고 진행하면 좋습니다.

Column

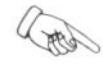

홈트의 효과를 극대화하는 생활 습관 만드는 법

목욕 가능하면 욕조에 들어가서 몸을 따뜻하게 해준다.

욕조에 몸을 담구는 입욕을 꼭 할 필요는 없지만, 목욕으로 몸을 따뜻하게 데우면 피로가 풀리고 몸이 부드러워져서 스트레칭하기 쉬워집니다. 근력 운동을 한 후에 목욕으로 근육을 풀어주는 방법도 아주 좋죠. 미온수에 15~20분 정도 몸을 담그면 부교감신경을 활성화할 수 있습니다. 수면의 질을 높여주고 붓기 해소에 효과가 있는 목욕용 소금을 사용해도 좋겠죠. 입욕 중 스트레칭은 무리하지 않는 범위에서 해주는 것을 추천합니다.

욕실에서 할 수 있는 스트레칭

흉쇄유돌근 스트레칭

흉쇄유돌근이란 귀 뒤쪽부터 목을 지나 쇄골과 흉골까지 이어지는 근육으로, 이 부분을 스트레칭하면 얼굴이 작아 보이고, 어깨 결림, 일자 목 등을 해소하는 데도 효과적이다. 무엇보다 스트레칭했을 때 시원함을 느낄 수 있다.

1. 고개를 옆으로 기울인다.
2. 고개를 기울인 쪽의 손을 머리 위로 뻗어서 반대쪽 옆머리에 대고 팔에 천천히 무게를 싣는다. 반대쪽도 같은 동작을 반복해준다.

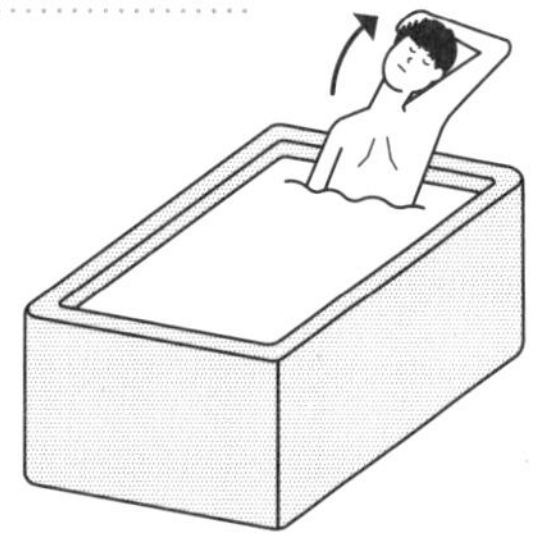

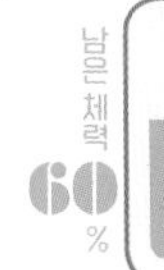

평소 생활에서도 일상 체력을 키우는 습관을 들여봅시다.
식사뿐만 아니라 수면과 목욕도 몸을 가꾸는 데 중요한 방법입니다.

잠

수면 시간이 충분해야 몸도 건강해진다.

너무 많이 자면 좋지 않다는 말도 있지만, 체력을 키우고 다이어트를 하려면 수면 시간을 최대한 확보하는 편이 좋습니다. 수면 시간이 충분하면 식욕을 쉽게 억제할 수 있고, 근육도 잘 생성되며, 심신의 피로가 쉽게 회복되고, 일상의 활력이 쉽게 오르는 등 좋은 점이 아주 많습니다! 자는 시간은 곧 근육이 늘어나는 시간이라고 생각하면 됩니다. 일상에서도 '마음껏 움직일 수 있는 몸'을 유지하려면 평균 7시간 전후로는 잘 수 있도록 신경 쓰시기 바랍니다.

스트레칭은 언제 하는 게 좋을까?

이른 아침보다 밤에 근육이 더 잘 늘어난다!

○
- 목욕 후
- 운동 후
- 자기 전

- 이른 아침

PART 4

남은 체력

80%

움직일수록 활력이 생기는 나름대로 하드 트레이닝

휴일처럼 몸을 더 움직이고 싶은 날에는 조금 강도를 높여 몸을 움직여봅시다. 평소보다 힘들 수도 있지만 꾸준히 하다 보면 반드시 눈에 띄는 효과가 있을 것입니다. 집에서 효율적으로 시간을 사용할 수 있는 홈 트레이닝을 소개합니다.

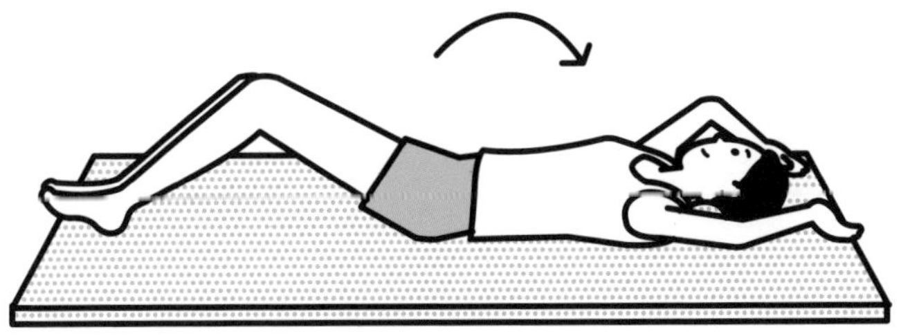

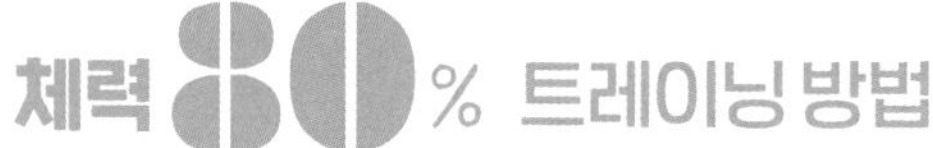
체력 80% 트레이닝 방법

근력 운동 유산소 운동 스트레칭

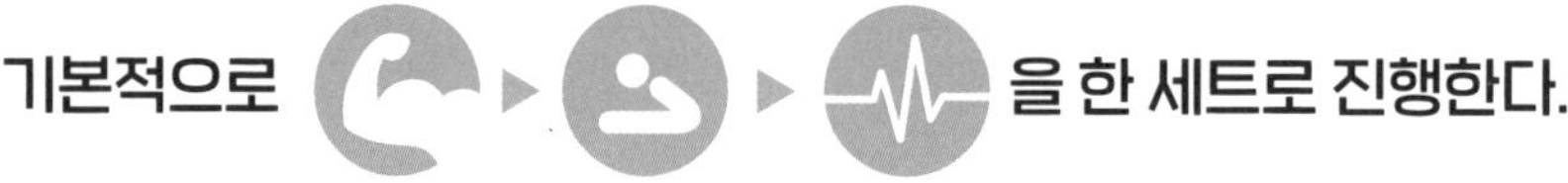
기본적으로
을 한 세트로 진행한다.

더 운동할 수 있다면!

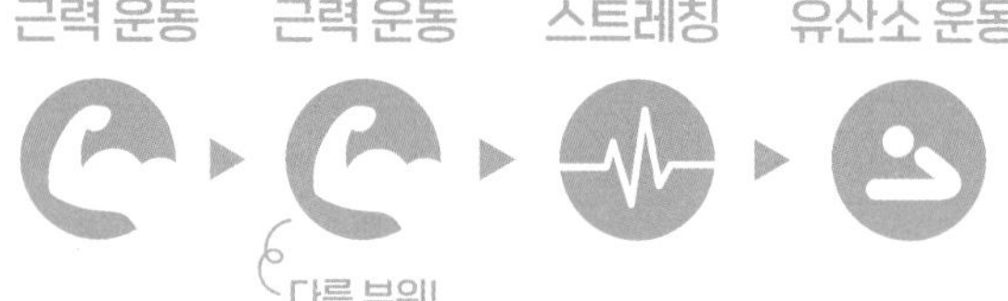

매일 너무 열심히 운동한 탓에 잠시 쉬고 싶다면

'오늘은 쉬는 날!'이라고 마음먹고 몸과 마음을 모두 편하게 해주자.

트레이닝은 원래 매일 하루도 빠지지 않고 해야 효과가 있는 것은 아닙니다. 오히려 몸을 쉬게 해줘야 트레이닝 효과를 높일 수 있죠. 쉰다는 것에 너무 죄책감을 느끼지 말고 쉴 때는 푹 쉬어도 괜찮습니다! 스트레칭만 하면서 하루를 보내도 괜찮습니다.

익숙해졌다면

무게를 늘려서 강도를 높여보자!

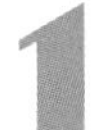

아령을 이용한다(여성은 1~2kg, 남성은 3~4kg).

1~2kg의 아령이 없다면
→ 페트병(500mL)에 물을 넣어서
다음과 같은 트레이닝에 활용해보자.

- **시티드 로잉** (p.124)
- **네거티브 시트업** (p.128)
- **더 높이 얼터너티브 런지** (p.130)

백팩에 책을 넣고 등에 멘 채 운동한다.

책처럼 무거운 물건을 넣은 백팩을 등에 메고
다음과 같은 트레이닝법에 활용해보자.

- **무릎 대고 팔굽혀펴기** (p.122)

상반신 근력 운동 중에서 강도가 가장 센 팔굽혀펴기!
바닥에 무릎을 대고 하더라도 효과적입니다!

Push-ups with knees

무릎 대고 팔굽혀펴기

준비물

없음

소요 시간

1분 × 2세트

→ 세트 사이 휴식 시간 : 1분

운동 효과

- 가슴 근육 단련
- 팔뚝 살 감량
- 자세 개선

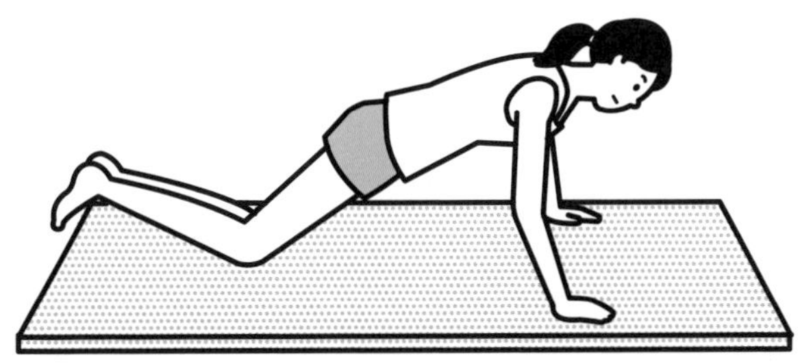

1 바닥에 무릎을 댄 후 양손을 어깨너비보다 넓게 벌려서 짚는다.

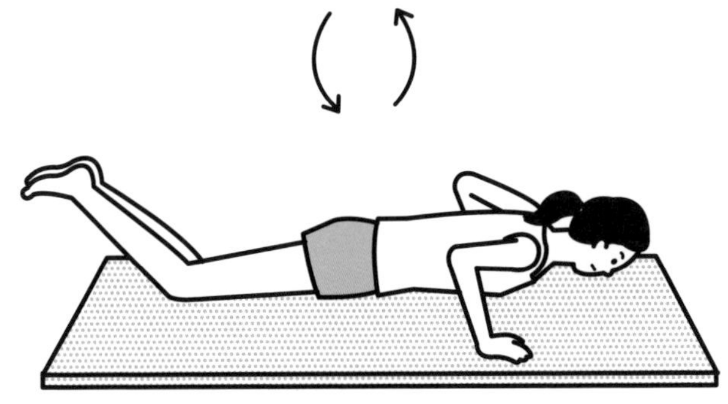

2 무릎을 댄 상태로 바닥에 가슴이 가까워지도록 팔을 천천히 구부리다가 한계가 느껴질 때 원래 자세로 되돌아간다.

너무 힘들 때는 몸을 살짝만 내려도 좋으니 꼭 1분을 버텨봅시다. 분명히 효과를 볼 수 있습니다.

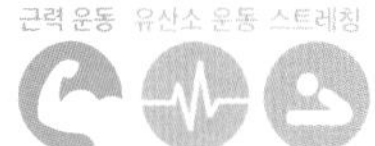

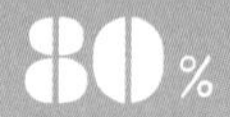

지금까지 소개한 로잉 동작 중에서도 가장 힘들지만 그만큼 효과적!

Seated rowing

시티드 로잉

준비물

의자

소요 시간

1분 × 2세트

→ 세트 사이 휴식 시간 : 1분

운동 효과

- **굽은 등 개선**
- **등 근육 강화**
- **휜 허리 개선**

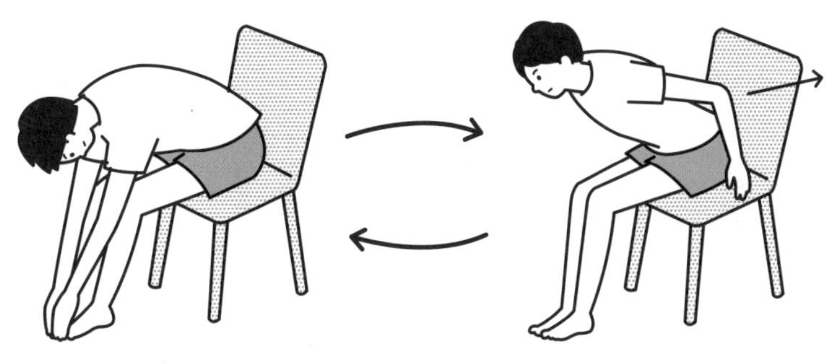

1 의자에 앉은 후 상반신을 숙여서 손을 발끝에 댄다.

2 상반신은 그대로 유지한 채 팔꿈치를 한계가 느껴질 때까지 당기며 1초간 자세를 유지한다. 천천히 1번 동작으로 돌아가며 반복한다.

Tip

상체를 제대로 숙여야 등 운동 효과가 나므로 운동이 끝날 때까지 상체를 세우지 않고 자세를 유지합니다.

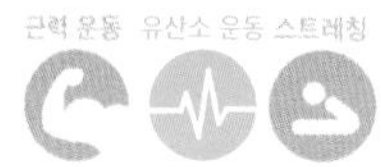

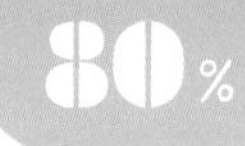

어쨌든 열량을 많이 소비하고 싶다면!
빠르고 역동적으로 움직여봅시다.

Simple High Intensity Interval Training

간단 HIIT

준비물

15cm 정도의 계단

소요 시간

1~2분 × 체력이 방전될 때까지

→ 세트 사이 휴식 시간 : 1분

운동 효과

- 소비 열량 최대 증가
- 심폐 기능 강화
- 일상 피로 감소

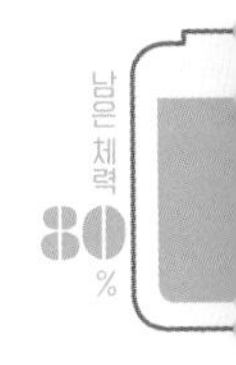

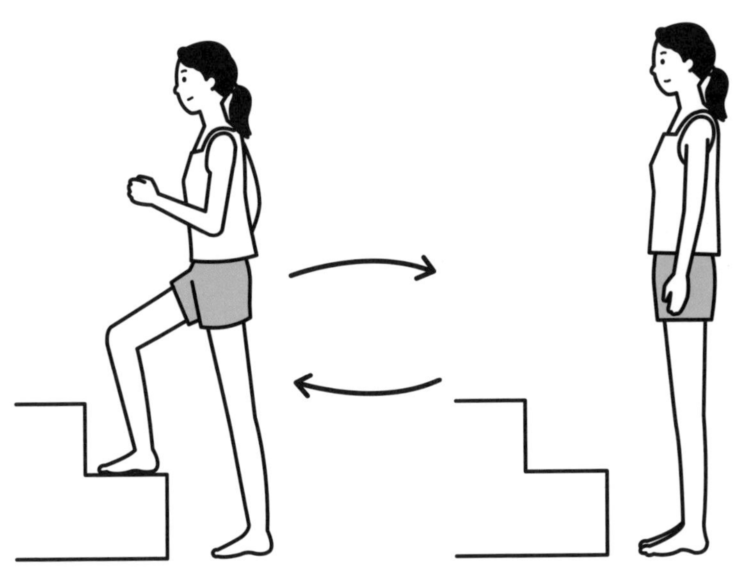

1 15cm 정도의 계단을 앞에 두고 서서 오른발 → 왼발 순서로 올라간다.

2 자세를 유지한 채 오른발 → 왼발 순서로 발판에서 내려온다. 이 동작을 빠르게 반복한다.

힘든 유산소 운동과 휴식을 반복해줌으로써 단시간에 열량을 큰 폭으로 소비할 수 있는 운동법으로, 힘들더라도 빠르게 운동을 끝내고 싶은 사람에게 추천합니다. 이외에도 간단 버피나 춤처럼 몸을 빠르게 움직일 수 있는 운동이라면 무엇이든 좋습니다! 숨이 차게 하는 것이 중요합니다.

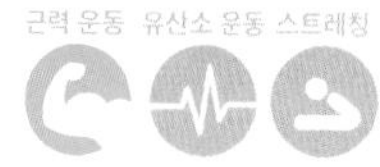

80%

혼자 해도 확실하게 강도를 높일 수 있는 운동법!
복근을 만들고 싶은 사람이라면 꼭 도전해봅시다.

Negative sit-up

네거티브 시트업

준비물

없음

소요 시간

1분 × 2세트

→ 세트 사이 휴식 시간 : 1분

운동 효과

- **허리 선 정리**
- **아랫배 살 감량**
- **요통 예방**

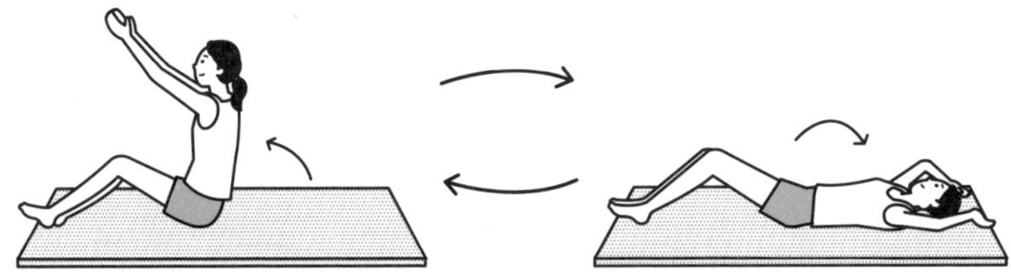

1 위를 보고 누워서 무릎을 구부린 후, 허리의 반동으로 상체를 한 번에 일으킨다. 손을 뻗어 앞으로나란히 자세를 취한다.

2 원래 자세로 몸을 천천히 되돌린다. 두 동작을 반복한다.

상체를 뒤쪽으로 천천히 내릴수록 효과적입니다. 여유가 있다면 손에 물병을 들고 해봅시다.

힙 업에 탁월! 높이로 강도를 조절할 수 있어요.

Higher alternative lunge

더 높이 얼터너티브 런지

준비물

10~20cm 정도의 발판

소요 시간

1분 × 2세트

→ 세트 사이 휴식 시간 : 1분

운동 효과

- 고관절의 움직임 개선
- 힙 업
- 허벅지 뒤쪽의 셀룰라이트 감소

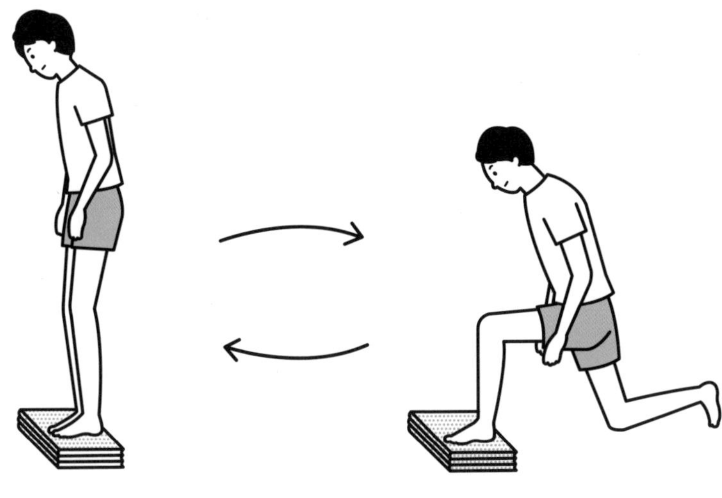

1 10~15cm 정도 높이의 발판에 올라가서 허리를 펴고 똑바로 선다.

2 오른발을 뒤로 보내면서 가능한 한 깊게 앉은 후 원래 자세로 되돌아온다. 왼발도 같은 동작을 해준다.두 동작을 리듬을 타듯이 반복한다.

얼터너티브 런지(p.114)와 하는 방법이 똑같습니다. 높이가 있는 곳에서 이 동작을 할 경우, 강도가 올라갑니다.

체력이 바닥일 때 누워서 시작하는 홈트

체력 5% 생존 트레이닝

초판 1쇄 인쇄 2021년 11월 4일
초판 1쇄 발행 2021년 11월 15일

지은이 이시모토 데쓰로
옮긴이 전지혜
펴낸이 정주안

기획편집 이정은, 유인경, 김혜원
마케팅 양아람
디자인 김소영
경영지원 곽차영, 정지원

펴낸곳 ㈜좋은생각사람들
주소 서울시 마포구 월드컵북로22 영준빌딩 2층
이메일 jelee@positive.co.kr
홈페이지 www.positive.co.kr
인스타그램 @positivebook_insta
출판등록 2004년 8월 4일 제2004-000184호

ISBN 979-11-87033-67-7 (13510)

책값은 뒤표지에 표시되어 있습니다.

잘못 만들어진 책은 구입하신 곳에서 바꿔드립니다.

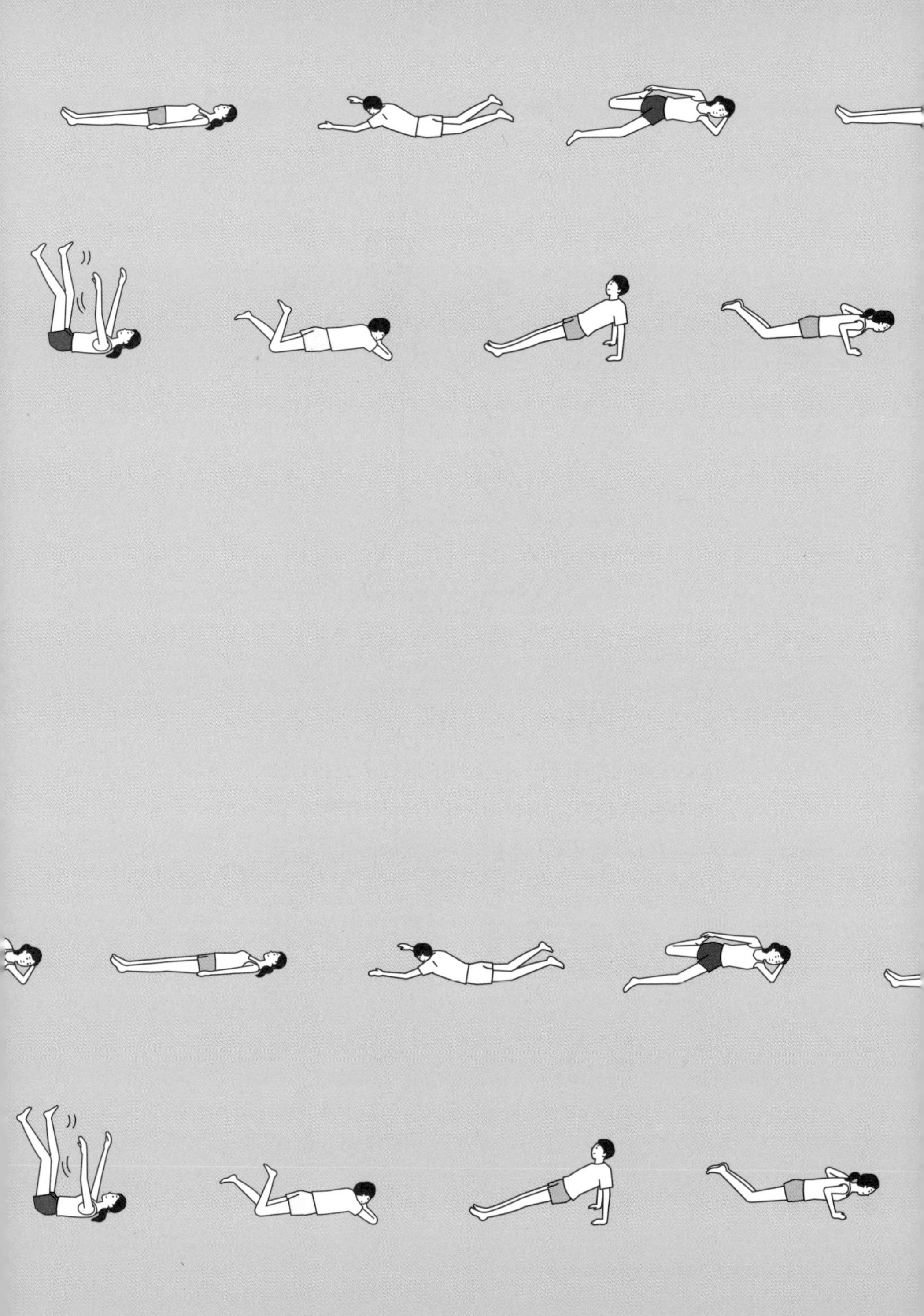

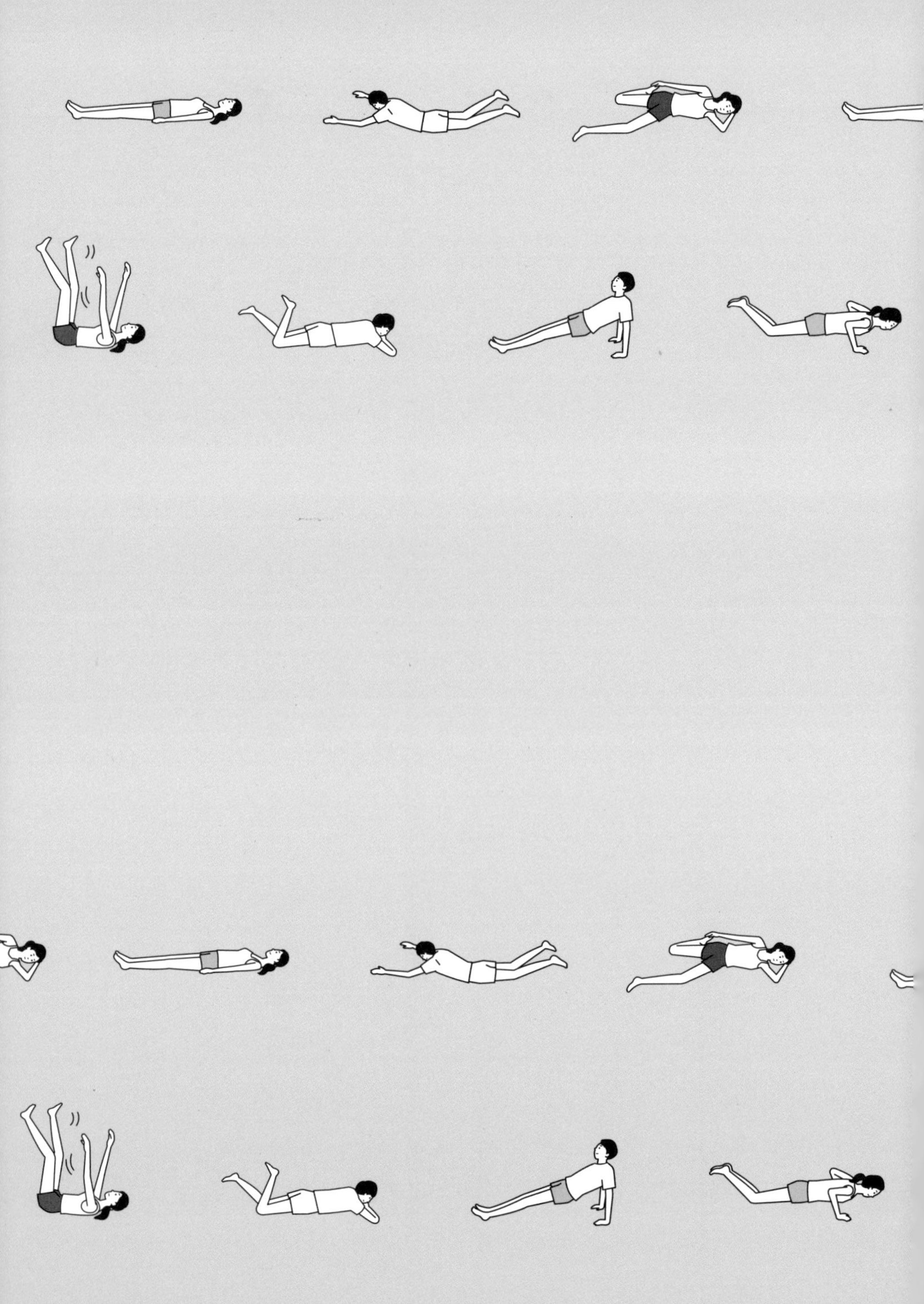